Langzeitverlauf nach Fontanoperation

Laura Sophie Mößinger

Langzeitverlauf nach Fontanoperation

Kreislaufphysiologie, Morbidität und Mortalität bei adoleszenten und adulten Patienten

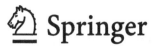 Springer

Laura Sophie Mößinger
Frederiksberg, Dänemark

Dissertation Charité Berlin, 2016

ISBN 978-3-658-15512-4   ISBN 978-3-658-15513-1   (eBook)
DOI 10.1007/978-3-658-15513-1

Die Deutsche Nationalbibliothek verzeichnet diese Publikation in der Deutschen National-
bibliografie; detaillierte bibliografische Daten sind im Internet über http://dnb.d-nb.de abrufbar.

Gedruckt auf säurefreiem und chlorfrei gebleichtem Papier

Springer ist Teil von Springer Nature
Die eingetragene Gesellschaft ist Springer Fachmedien Wiesbaden GmbH
Die Anschrift der Gesellschaft ist: Abraham-Lincoln-Strasse 46, 65189 Wiesbaden, Germany

Vorwort

Eine Vielzahl von Menschen hat mich mit offenem Ohr, Geduld und gutem Rat durch diese Promotion begleitet. Ihnen gebührt mein herzlichster Dank.

Insbesondere erwähnen möchte ich an dieser Stelle meinen Betreuer und Doktorvater Dr. med. Stanislav Ovroutski, der mir mit seiner wissenschaftlichen Erfahrung und seinen unerschöpflichen Ideen immer weiterhelfen konnte. Er hat mich in allen Phasen dieser Arbeit professionell und freundschaftlich beraten und mir einen großen Teil seiner kostbaren Zeit geschenkt. Ein ganz besonderer Dank auch an das gesamte Team der Kinderkardiologie des Deutschen Herzzentrums Berlin für die uneingeschränkte und freundliche Hilfsbereitschaft bei Einarbeitung, Datensammlung und statistischen Fragestellungen.

Bei meinem Partner und bestem Freund Anders Kverneland möchte ich mich von ganzem Herzen für seine fachlichen Tipps bei Statistik und Layout sowie für seine Beständigkeit durch alle Höhen und Tiefen des Prozesses bedanken. Danke auch meinen lieben Freunden für ihre Geduld, Positivität und die wichtigen Verschnaufpausen.

Danke meiner wunderbaren Familie, die mit ihrer Liebe und ihrem Vertrauen meinen bisherigen Lebensweg kontinuierlich begleitet – und meine Entscheidungen unterstützt hat. Ohne sie wäre ich nicht, wo ich heute bin.

Laura Sophie Mößinger

V

Inhaltsverzeichnis

Tabellenverzeichnis

Abbildungsverzeichnis

Abkürzungsverzeichnis

A: Arterie
ACE: Angiotensin Converting Enzyme
APC: Atriopulmonale Fontanmodifikation
ASS: Acetylsalicylsäure
AT1: Angiotensin Rezeptor Blocker
AV: Atrioventrikular
AVSD: Atrioventrikulärer Septumdefekt
BDGA: Bidirektionale Glenn Anastomose
DILV: Double Inlet Left Ventricle
DIRV: Double Inlet Right Ventricle
dLV: Dominanter linker Ventrikel
dRV: Dominanter rechter Ventrikel
dTGA: Komplette Transposition der großen Arterien
DORV: Double Outlet Right Ventricle
ECFO: Fontanmodifikation mit extrakardialem Tunnel
EDP: Enddiastolischer Druck
EDV: Enddiastolisches Volumen
EF: Ejektionsfraktion
FU: Follow Up
HF: Herzfrequenz
HLHS: Hypoplastisches Linksherz Syndrom
HRST: Herzrhythmusstörungen
KOF: Körperoberfläche
LTFO: Fontanmodifikation mit lateralem Tunnel
MA: Mitralatresie
MRT: Magnetresonanztomographie
mPAP: Mittlerer Pulmonalarteriendruck
NYHA: New York Heart Association
PA: Pulmonalarterie
PVR: Pulmonaler Gefäßwiderstand
Q: Quotient
sO2: Sauerstoffsättigung
SV: Schlagvolumen
SVT: Supraventrikuläre Tachyarrhythmie
TA: Trikuspidalatresie
TPG: Transpulmonaler Gradient
VCI: Vena Cava Inferior
VCS: Vena Cava Superior
vCI: Gesamtvenöser passiver Rückstrom
VO_2max: Maximale Sauerstoffaufnahmekapazität
VSD: Ventrikelseptumdefekt
Wmax: Physische Belastungskapazität
ZVD: Zentralvenöser Druck

Zusammenfassung

Einleitung: Seit Einführung der Fontanoperation im Jahr 1971 erreichen heute immer mehr Patienten mit univentrikulärer Kreislaufphysiologie das Adoleszenten- und Erwachsenenalter. Ein besseres Verständnis ihrer hämodynamischen Eigenschaften und Morbidität im spät postoperativen Verlauf ist für angepasste Nachbeobachtungs – und Therapiestrategien von größter Bedeutung. Das Ziel dieser Arbeit war eine großflächige und systematische Untersuchung des heranwachsenden Patientenkollektivs, einerseits durch eine vergleichende Analyse der internationalen Entwicklungen, andererseits anhand der postoperativen Langzeitergebnisse der heute adoleszenten und adulten Patienten aus dem Deutschen Herzzentrum Berlin. **Methoden:** Die internationalen Entwicklungen wurden mittels einer Literaturübersicht der größten bislang veröffentlichten Patientenstudien zu den Ergebnissen der Fontanoperation untersucht. Die Analyse des postoperativen Langzeitverlaufs der adoleszenten und adulten Patienten aus dem Deutschen Herzzentrum Berlin beinhaltete eine retrospektive Auswertung der Ergebnisse aus den postoperativen Routinekontrollen, hierunter Herzkatheter-, MRT- und Spiroergometrieuntersuchungen. Eingeschlossen wurden insgesamt 77 Patienten in einem medianen Alter von 21 (15 - 51) Jahren, die mediane Nachbeobachtungsspanne betrug 15 (5 – 27) Jahre. **Ergebnisse:** Die Literaturübersicht zeigte eine breite weltweite Anwendung der Fontanoperation mit einem großen internationalen Patientenkollektiv sowie eine bei strengerer präoperativer Patientenselektion und Ablösung der älteren Fontanmodifikationen abnehmende frühe – und späte Mortalität. Die Langzeitergebnisse der adoleszenten und adulten Patienten aus dem Deutschen Herzzentrum Berlin ergaben stabile hämodynamische und azyanotische Verhältnisse bei gleichzeitiger Abnahme der systemventrikulären Funktion, des gesamtvenösen passiven Rückstroms und der kardiopulmonalen Kapazität. Die häufigsten Komplikationen bestanden mit 27,3% in Herzrhythmusstörungen, bei einer geringen Anzahl an Patienten wurden Thromboembolien (3,9%) oder ein Versagen des Fontankreislaufs (10,4%) registriert. Die 20-Jahres-Überlebensrate belief sich auf 77,7%. **Fazit:** Die Fontanoperation wird mittlerweile weltweit mit hervorragenden frühen – und stabilen Langzeitlebenserwartungen durchgeführt. Bei der heute adoleszenten und adulten univentrikulären Patientengruppe ergeben sich insgesamt gute Langzeitergebnisse mit niedrigen Komplikationsraten, wobei eine progrediente Abnahme der Ventrikelfunktion und des gesamtvenösen passiven Rückstroms sowie ein ansteigender pulmonalarterieller Widerstand Limitationen des Prinzips im spät postoperativen Verlauf darstellen. Eine engmaschige Nachbeobachtung mittels moderner diagnostischer Methoden und der Möglichkeit zu rechtzeitig eingeleiteten Therapiemaßnahmen kann zur Verbesserung der langfristigen Prognose beitragen.

Abstract

Introduction: Since the introduction of the Fontan operation in 1971, more and more patients with univentricular physiology are reaching adolescence and adulthood. A better understanding of their hemodynamics and morbidity in the late postoperative period is of great importance to further improve our diagnostic and therapeutic approaches. The objective of this study was a broad and systematic analysis of the growing patient population, including a review of the recent international developments as well as a long-term follow-up study of the adolescent and adult patients at the German Heart Center Berlin (DHZB).

Methods: To analyze recent international developments, the largest studies published to date concerning the results of the Fontan operation were reviewed. The long-term follow-up of the adolescent and adult patients at the DHZB consisted of a retrospective analysis of the results from postoperative routine examinations including cardiac catheterization, MRI and spiroergometry. 77 patients with a median age of 21 (15 – 51) years were included, the median follow-up time was 15 (5 – 27) years.

Results: The review showed that the Fontan procedure is broadly used and that a large worldwide patient population exists. Owing to stricter selection criteria and advanced surgical techniques, a tendency towards reduced early and late mortality was observed. The long-term results from the patients at the DHZB showed stable hemodynamics, but a significant decrease in univentricular function, passive venous return and cardiopulmonary capacity. The most frequent complications were arrhythmias occurring in 27,3% of patients, some patients developed late thromboembolic events (3,9%) or a failing of the Fontancirculation (10,4%). The 20-year-survival rate was 77,7%.

Conclusion: Today the Fontan operation can be performed with very acceptable early and late survival rates. The adolescent and adult univentricular patient population shows promising long-term results with low complication rates. Still, declining ventricular function and passive venous return, as well as rising pulmonary artery resistance, are posing possible limitations to the Fontan principle. In order to further improve the long-term prognosis, a close post-operative follow up strategy including modern diagnostic techniques and early therapeutic approaches is needed.

1 Einleitung

1.1 Das univentrikuläre Herz

1.1.1 Definition und Einteilung

Die Begriffsgeschichte des Univentrikels reicht bis ins Jahr 1699 zurück, als A. Chimeneau erstmals ein Herz bestehend aus zwei Vorhöfen und nur einer Kammer beschrieb (1). Bis zum heutigen Tage schließt diese Definition eine große Gruppe komplexer kardialer Fehlbildungen ein, deren Gemeinsamkeit in der mangelnden Entwicklung zweier hinreichend ausgebildeter Ventrikel liegt. Das Vorliegen einer rein singulären Kammer ist dabei sehr selten, vielmehr existieren die verschiedensten Variationen von Vitien, bei denen einer der beiden Ventrikel in Wachstum und Funktion eingeschränkt ist. Unter Berücksichtigung der anatomischen Begebenheiten spricht man daher in der Regel von funktionellen singulären Ventrikeln rechter, linker oder intermediärer Polarität.

Abbildung 1: Übersicht über einige univentrikuläre Malformationen

Univentricular AV-connection	Congenital heart defects with absent AV-connection and/or ventricular hypoplasia	Functional univentricular heart
e.g. DILV, DIRV	e.g. TA, PA/IVS, MA, HLHS	e.g. unbalanced AVSD, forms of dTGA/VSD, DORV
DILV	TA with transposed great arteries	Unbalanced AVSD with hypoplastic right ventricle

Beispiele univentrikulärer Fehlbildungen aufgeteilt nach dem zu Grunde liegenden Defekt: Univentrikuläre AV-Verbindungen (links), Atresie oder schwere Stenose einer der AV-Klappen (mitte) und funktionelle Univentrikel ohne Möglichkeit einer biventrikulären Korrektur (rechts). Abbildung aus: Kaulitz R, Hofbeck M. Current treatment and prognosis in children with functionally univentricular hearts. Arch Dis Child. 2005;90:757-762. (7)

Über die Jahre wurden für ein besseres anatomisches Verständnis und eine optimierte Behandlungsstrategie von mehreren Arbeitsgruppen Klassifikationsmodelle eingeführt (2–4). Unter deren Berücksichtigung werden heute Herzen mit atretischen AV-Klappen (Trikuspidalatresie, Mitralatresie), Herzen mit doppeltem AV-Einlass (Double Inlet Left Ventricle, Double Inlet Right Ventricle), Herzen mit einer gemeinsamen AV-Klappe und nur einem hinreichend entwickelten Ventrikel (unbalancierter atrioventrikulärer Septumdefekt), Herzen mit singulärem Ventrikel und Heterotaxiesyndrom sowie andere Fehlbildungen mit singulärem Ventrikel, die in keine der großen Kategorien einzuordnen sind, als univentrikuläre Fehlbildungen zusammengefasst. Die Inzidenz einer univentrikulären Diagnose unter allen kongenitalen Herzfehlern liegt bei ca. 1-3%, darunter ist die Trikuspidalatresie die häufigste univentrikuläre Malformation (5,6).

1.1.2 Pathophysiologie und natürlicher Verlauf

Die Pathophysiologie der univentrikulären Herzfehler ist durch die individuellen anatomischen Verhältnisse und die häufig zusätzlich bestehenden Malformationen sehr unterschiedlich. Gemeinsam ist allen Patienten ein singulärer Systemventrikel, der gleichzeitig sowohl den Lungen – als auch den Körperkreislauf bedient, wodurch diese nicht wie beim Herzgesunden in Serie, sondern parallel zueinander angeordnet sind. In der überwiegenden Anzahl der Fälle kommt es durch bestehende Septumdefekte sowohl auf Vorhof – als auch auf Ventrikelebene zu einer intrakardialen Vermischung von systemvenösem und arteriellem Blut. Diese Gegebenheiten resultieren zum einen in einer progredienten Überlastung des singulären Ventrikels und zum anderen in einer dauerhaft insuffizienten Sauerstoffsättigung.

Neben Ausnahmefällen mit optimalen pulmonalen und systemischen Flussverhältnissen (8–10) besitzt die univentrikuläre Patientengruppe insgesamt eine stark eingeschränkte Lebenserwartung und erreicht nur mit größter Seltenheit das Adoleszenten– und Erwachsenenalter. Deutlich wird dies durch verschiedene Untersuchungen unbehandelter Patientenkollektive wie durch Moodie et al. im Jahr 1984, in der bei insgesamt 83 Patienten 14 Jahre nach Diagnosestellung eine Mortalitätsrate von 50% beobachtet wurde. Haupttodesursachen bildeten eine progrediente Herzinsuffizienz sowie das Auftreten von Rhythmusstörungen, Patienten mit dominantem rechten Ventrikel verstarben im Vergleich zu Patienten mit dominantem linken Ventrikel deutlich früher (11). Franklin et al. berichteten im Jahr 1991 über den Verlauf univentrikulärer Patienten mit Double Inlet

Left Ventricle (DILV) ohne komplette chirurgische Trennung der Kreisläufe. Hier lag die Überlebensrate nach 10 Jahren bei 47% (12).

1.2 Die Fontanoperation

Für viele Patienten mit kongenitalen Herzfehlern aus dem univentrikulären Formenkreis ist eine vollständige biventrikuläre Korrektur bislang nicht möglich. Die chirurgische Behandlung dieser Patienten erfolgt daher heutzutage mittels mehrerer palliativer Eingriffe, die schließlich durch die Fontanoperation abgeschlossen werden.

1.2.1 Prinzip und Modifikationen

Die Fontanoperation beinhaltet die Umwandlung der durch den Univentrikel parallelen, gemeinsamen Zirkulation in zwei getrennte und in Serie geschaltete Kreisläufe. Hierfür wird das Blut der unteren Hohlvene unter Umgehung der dysfunktionalen rechten (bzw. subpulmonalen) Herzkammer aus dem Körperkreislauf direkt in die Lungenstrombahn geleitet.

Das Prinzip basiert auf den Erkenntnissen von William Harvey, der bereits im Jahr 1628 eine Pump – und Saugfunktion der Lunge beschrieb und damit eine mögliche passive Lungendurchblutung ohne das notwendige Vorliegen eines rechten Ventrikels denkbar machte (13). Dank verschiedener Wegbereiter, die die Funktionalität einer univentrikulären Zirkulation mittels eines passiven Blutflusses in die Lungengefäße bestätigen konnten (14–18), gelang Fontan et al. 1968 die erste vollständig kreislauftrennende Operation. Sie beinhaltete einen klassischen Glenn-Shunt als Verbindung zwischen Vena Cava Superior (VCS) und distalem Ende der rechten Pulmonalarterie (rPA) sowie eine Anastomose zwischen rechtem Aurikulum und proximalem Ende der geteilten rPA (19).

Im Laufe der Jahre wurden die auf der ersten atriopulmonalen Fontanoperation basierenden vollständig intrakardialen Methoden durch mehrere chirurgische Teams aufgegriffen und weiterentwickelt, sodass heute komplikationsärmere und hämodynamisch günstigere Modifikationen existieren. Im Deutschen Herzzentrum Berlin kamen darunter vor allem die laterale Modifikation und die extrakardiale Modifikation zur Anwendung, die nachfolgend beschrieben werden sollen

Abbildung 2: Ursprüngliche atriopulmonale Modifikation der Fontanoperation

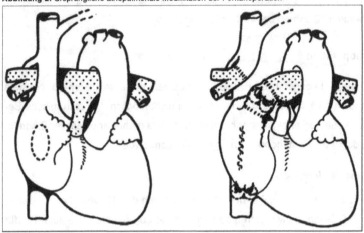

Schemazeichnung der chirurgischen Verbindungen zwischen der oberen Hohlvene und der distalen rechten Pulmonalarterie sowie zwischen rechtem Aurikulum und der proximalen rechten Pulmonalarterie. Abbildung aus: Fontan F, Baudet E. Surgical repair of tricuspid atresia. Thorax. 1971;26:240-8. (19)

Die laterale Modifikation, die auf einer im Jahr 1988 durch de Leval et al. veröffentlichten Studie zur Verbesserung der Hämodynamik und Herabsetzung der postoperativen Komplikationsrate basiert, bezieht nur einen Teil des Atriums in die Zirkulation mit ein (20). Hierfür wird in einer vorangehenden Hemi-Fontan-Operation die geteilte VCS mit der rPA verbunden und ihre Mündung in das Atrium verschlossen. In einem zweiten Eingriff wird nun aus der latralen atrialen Wand und den zusammengefügten oberen und unteren Hohlvenenanteilen ein intraatrialer Tunnel geschaffen, durch den das Blut aus der Vena Cava Inferior (VCI) über die VCS direkt in das pulmonale Gefäßbett geleitet wird.

Die in den 1990er Jahren entwickelte extrakardiale Modifikation der Fontanoperation erlangte im Laufe der letzten Jahre zunehmende Beliebtheit und wird heute als aktuellste der Modifikationen durchgeführt (21). Sie vermeidet die Miteinbeziehung kardialer Anteile gänzlich und komplettiert den Fontankreislauf durch die Absetzung der VCI vom rechten Atrium und der Implantation eines Kunststoff-Konduits zwischen VCI und rPA. Die Vorteile der Operation liegen in der möglichen Umgehung einer Herz-Lungen-Maschine, einer verminderten Anzahl myokardialer Nahtstellen und der Entstehung einer optimalen Flussenergie durch laminare Strömungsverhältnisse im extrakardialen Konduit.

Abbildung 3: Laterale und extrakardiale Modifikation der Fontanoperation

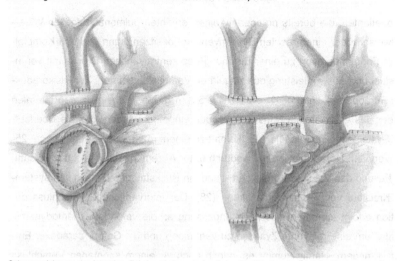

Schemazeichnung der lateralen (links) und der extrakardialen Modifikation (rechts) der Fontanoperation. Abbildung aus: Kogon B: Is the Extracardiac Conduit the Preferred Fontan Approach for Patients With Univentricular Hearts? The Extracardiac Conduit Is the Preferred Fontan Approach for Patients With Univentricular Hearts. Circulation 2012. 126:2511-2515 (22)

1.2.2 Selektionskriterien

Um eine gute postoperative Funktion bei niedrigen Komplikationsraten zu erreichen, bedarf es einer sorgfältigen Auswahl der univentrikulären Patienten als Kandidaten für eine Fontanoperation. Im Jahr 1977 veröffentlichten Fontan, Choussat et al. daher erstmals die als „ten commandments" geläufigen Selektionskriterien, welche seither vielfach modifiziert und getestet wurden (23). Als die wichtigsten Determinanten einer erfolgreichen Fontanoperation werden heute vor allem eine gute Funktion des System-ventrikels (EDP < 12 mmHg, EF > 50%) und ein ausreichend entwickeltes pulmonales Gefäßbett (Nakata Index > 250 mm^2/m^2, McGoon Index > 1,8, Lower Lobe Index 120 +/- 30 mm^2/m^2) mit geringem pulmonalarteriellem Druck bzw. Widerstand (mPAP < 15 mmHg, PVR < 2 - 3 U/m^2) angesehen. Um diese Faktoren zu bewahren, werden die Patienten in den ersten Lebensmonaten meist verschiedenen korrigierenden Voropera-tionen unterzogen. Die Fontanoperation schließt sich optimalerweise zwischen dem 2. – 4. Lebensjahr an (24–27).

5

1.2.3 Notwendigkeit der Fenestration des Fontantunnels

Bei Risikopatienten, die bereits präoperativ einen erhöhten pulmonalarteriellen Widerstand aufweisen oder einen rechten Systemventrikel besitzen, kann es nach Komplettierung der Fontanoperation zu einer Erhöhung des zentralvenösen Drucks mit verringerter Vorlast und Auswurfleistung des singulären Ventrikels kommen. Zur Risikoreduktion kann intraoperativ chirurgisch ein ca. 4 - 5 mm großes Fenster in den lateralen Tunnel oder das extrakardiale Kunststoff-Konduit eingefügt werden, das als Überlaufventil zur Systemzirkulation fungiert. Es kommt zu einem rechts-links-Shunt von ca. 25-35% des venösen Herzzeitvolumens, wodurch unter Akzeptanz einer leichten Entsättigung die Füllung des Ventrikels gesteigert – und ein Rückstau des Bluts in den systemvenösen Kreislauf vermieden werden kann (28). Der interventionelle Verschluss der Fenestration erfolgt normalerweise nach Anpassung an die veränderte Hämodynamik postoperativ, um eine relevante Zyanose zu vermeiden und die Gefahr paradoxer Embolien zu verringern. Häufig kommt es jedoch auch zu einem spontanen Verschluss (29).

1.3 Postoperativer Verlauf

1.3.1 Hämodynamische Besonderheiten

Abbildung 4: Hämodynamik der Fontanzirkulation

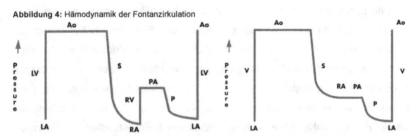

Die Hämodynamik des normalen biventrikulären Kreislaufs (links) und der Fontanzirkulation (rechts) veranschaulicht. Durch die Verbindung der Systemvenen/des rechten Atriums (RA) mit den Pulmonalarterien (PA) ohne dazwischen geschalteten rechten Ventrikel kommt es bei der Fontanzirkulation zu einem passiven Blutfluss mit chronisch angehobenem systemvenösem Druck. LA: Linkes Atrium, LV: Linker Ventrikel, Ao: Aorta, S: Systemische Zirkulation, RA: Rechtes Atrium, RV: Rechter Ventrikel, PA: Pulmonalarterien, P: Pulmonale Zirkulation, LA: Univentrikel. Aus: Gewillig M: The Fontan Circulation. Heart. 2005;91:839–846 (27)

Die Besonderheit der Fontanhämodynamik liegt in der direkten Verbindung zwischen systemvenösem und pulmonalem Gefäßbett ohne die Treibkraft eines zwischengeschalteten subpulmonalen Ventrikels begründet, wodurch ein gegen die Schwerkraft gerichteter, passiver und non-pulsatiler Fluss hervorgerufen wird. Es erfolgt die Angleichung des zentralvenösen Drucks an den höheren Pulmonalarteriendruck mit konsekutiver zentralvenöser Hypertonie und pulmonalarterieller Hypotonie. Die pulmonale Perfusion wird durch den transpulmonalen Gradienten (TPG) als Druckdifferenz zwischen „linksatrialem" - und zentralvenösem Druck gewährleistet, unterstützend wirken die diastolische Saugkraft des Systemventrikels sowie der intrathorakale Sog im Rahmen der Inspiration.

Durch die passive pulmonale Durchblutung besteht bei Fontanpatienten eine dauerhaft eingeschränkte Vorlastreserve. Das Herzzeitvolumen beträgt ca. 70% eines Gesunden und kann bei Belastung nur geringfügig gesteigert werden (30). Zum Erhalt einer funktionalen Fontanhämodynamik sind ein bei niedrigem pulmonalarteriellem Widerstand unbehinderter Fluss in das pulmonale Gefäßbett und eine gute Funktion des Systemventrikels von entscheidender Bedeutung. Bereits bei geringen Veränderungen innerhalb der Fontanzirkulation droht eine hämodynamische Dysbalance, die schnell zu einer schweren Dekompensation mit präpulmonaler Stauung, Herabsetzung des Herzzeitvolumens, Hypoxämie, Leberversagen und chronischem Eiweißverlust führen kann (27,31,32).

1.3.2 Langzeitaussichten nach Fontanoperation

Seit ihrer Einführung vor über 40 Jahren konnte sich die Fontanoperation mittlerweile als Behandlungsstandard zur Palliation univentrikulärer Fehlbildungen etablieren. Nach Abschluss der kreislauftrennenden Eingriffe resultieren die Befreiung von chronischer Zyanose und die Volumenentlastung des singulären Ventrikels, was prognostisch zu einer verbesserten Belastbarkeit und Lebensqualität sowie einer Verlängerung der Lebenserwartung führt. Durch die Einführung strengerer präoperativer Selektionskriterien und die kontinuierlichen Fortschritte in den chirurgischen Techniken werden weiterhin optimierte Resultate und ein langfristig niedrige Komplikationsraten angestrebt.

Doch auch bei erfolgreich durchgeführter Operation und optimistischem früh – und mittelfristigem postoperativem Verlauf besteht in der Langzeitbetreuung der univentrikulären Patientengruppe bedingt durch das unphysiologische Prinzip und die hochkomplexen kardialen Malformationen die Prädisposition zu einem relevanten Funktionsverlust und dem Auftreten schwerer Komplikationen. Bereits Fontan et al. äußerten kurz nach Einführung der Operationsmethode Bedenken über deren langfristige Limitationen (33), im Fokus der Diskussionen stehen bis heute vor allem eine Abnahme der systolischen und diastolischen systemventrikulären Funktion, ein ansteigender pulmonalarterieller Widerstand sowie das Auftreten von Herzrhythmusstörungen, Thromboembolien und chronischem Eiweißverlust (34). Die Ultima Ratio einer irreversibel gescheiterten Fontanzirkulation stellt nur die Herztransplantation dar, die durchschnittliche Lebenserwartung der Patientengruppe wird bislang auf 30 - 40 Jahre geschätzt (35–37). Über die spät postoperative Hämodynamik und Kreislaufphysiogie sowie die Morbiditäts – und Mortalitätsraten der heranwachsenden univentrikulären Patienten ist bislang nur wenig bekannt. Ein besseres Verständnis ihrer langfristigen Eigenschaften und Bedürfnisse ist für die Entwicklung angepasster Nachbeobachtungs – und Therapiestrategien von größter Bedeutung.

2 Fragestellung

Die Zielsetzung dieser Arbeit besteht in einer großflächigen und systematischen Analyse der heranwachsenden univentrikulären Patientengruppe anhand der bislang veröffentlichten internationalen Erfahrungen und der postoperativen Langzeitergebnisse aus dem Deutschen Herzzentrum Berlin. Sie teilt sich in zwei Abschnitte.

1. Der erste Teil beinhaltet ein Literaturreview zur retrospektiven Analyse der internationalen Entwicklungen innerhalb des univentrikulären Patientenkollektivs. Die Schwerpunkte der Untersuchung bildeten:

o Die Größe und geographische Verteilung der univentrikulären Patienten

o Die präoperativen Patientencharakteristika

o Die chirurgischen Modifikationen der Fontanoperation

o Das Früh – und Langzeitüberleben mit dem univentrikulären Kreislauf

2. Der zweite Teil beinhaltet eine Analyse des postoperativen Langzeitverlaufs der heute adoleszenten und adulten im Deutschen Herzzentrum Berlin operierten und nachbetreuten Patienten. Untersucht wurden:

o Die hämodynamischen Eigenschaften

o Die kardiopulmonale Belastbarkeit

o Die Überlebenswahrscheinlichkeit und die Freiheit von Spätkomplikationen

o Die Therapiestrategien für die Verbesserung der Langzeitprognose

3 Patienten und Methoden

3.1 Internationale Entwicklungen innerhalb des univentrikulären Patientenkollektivs

Für die Untersuchung der internationalen Entwicklungen innerhalb des univentrikulären Patientenkollektivs wurde ein Literaturreview der größten bislang weltweit veröffentlichten Patientenstudien zu den Ergebnissen der Fontanoperation durchgeführt. Als Einschlusskriterium wurde eine Anzahl von mindestens 100 nachbeobachteten Patienten festgelegt. Für eine Einschätzung der zeitlich-historischen Entwicklung umfassten die Zeitspannen der durchgeführten Operationen sowohl die Ära der früheren Modifikationen der Fontanoperation ab den 1960er Jahren als auch die Zeit nach der chirurgischen Wende durch Einführung der extrakardialen Fontanoperation von den 1990er Jahren bis heute.

Als Untersuchungsschwerpunkte festgelegt und vergleichend analysiert wurden die Größe der nachbeobachteten Patientenkollektive und ihre internationale Verteilung auf die chirurgischen Zentren, die präoperativen Patientencharakteristika (Ventrikelpolarität, Operationsalter und –gewicht, präoperative hämodynamische Parameter), die chirurgischen Modifikationen sowie die frühe Mortalität und das Langzeitüberleben der Patienten.

Für die Literatursuche wurde die Metadatenbank Pubmed verwendet. Die Ergebnisse wurden in Microsoft Office Excel 2011 für Mac OS X tabellarisch zusammengefasst und ausgewertet. Die Abbildungen wurden mit Graphpad Prism Version 6.0 2014 für Mac OS X erstellt.

3.2 Postoperativer Langzeitverlauf der adoleszenten und adulten Patienten aus dem Deutschen Herzzentrum Berlin

3.2.1 Patienten

Im Deutschen Herzzentrum Berlin unterzogen sich zwischen 1986 und 2014 mehr als 200 Patienten mit funktionell univentrikulärer Physiologie einer modifizierten Fontanoperation. Aus dieser Gruppe wurden konsekutiv diejenigen Patienten ausgewählt, die zu Beginn der Datenanalyse bereits das Adoleszenten– oder Erwachsenenalter ab 15 Lebensjahren erreicht hatten und im Deutschen Herzzentrum Berlin postoperativ nachbetreut wurden. Frühpostoperativ verstorbene Patienten (< 30 Tage) und Patienten mit frühpostoperativem Fontan-Take-Down wurden aus der Langzeitbeobachtung ausgeschlossen.

3.2.2 Methoden

Für die Analyse des postoperativen Langzeitverlaufs wurden im Zeitraum zwischen 2012 und 2014 die im Deutschen Herzzentrum Berlin zur Verfügung stehenden Patientenakten der ausgewählten Patientengruppe retrospektiv ausgewertet. Sie beinhalteten die Berichte der 6-12 monatlich durchgeführten ambulanten Routineuntersuchungen inklusive sonographischer, elektrokardiographischer - und spiroergometrischer Kontrollen sowie die Ergebnisse der außerordentlich durchgeführten komplexeren bzw. invasiven Diagnostik wie Herzkatheter und MRT-Untersuchungen.

Für eine dynamische Überwachung der postoperativen Veränderungen wurde die Nachbeobachtung in zwei Perioden (mittelfristig und langfristig) aufgeteilt. Für die Untersuchung der hämodynamischen Eigenschaften und der kardiopulmonalen Belastbarkeit der Patienten wurden die Ergebnisse der Herzkatheter-, MRT- und Spiroergometrieuntersuchungen herangezogen. Die Resultate der sonographischen Kontrollen wurden auf Grund fehlender einheitlicher Parameter bei univentrikulärer Anatomie nicht in die Auswertung eingeschlossen.

Instrumentelle Diagnostik:

Herzkatheteruntersuchungen: Als Teil der invasiven Zusatzdiagnostik wurden im postoperativen Langzeitverlauf nur bei spezifischer Indikation wie progredienter Abnahme der Belastbarkeit, Zyanose, Aszites oder Ödemen Herzkatheteruntersuchungen durchgeführt. Hier wurde eine Beurteilung der Druck – und Flussverhältnisse innerhalb des Systemventrikels, des Lungenkreislaufs sowie des Fontantunnels getätigt. Eingriffe beinhalteten den Verschluss von hämodynamisch relevanten intrapulmonalen oder systemikopulmonalen Kollateralen und intraoperativ angelegter Fenestrationen sowie Ballondilatationen und Stentversorgungen von Obstruktionen der Pulmonalarterien oder des Fontankonduits. In dieser Studie wurde zur Analyse der hämodynamischen Eigenschaften der Patientengruppe der im Herzkatheter gemessene mittlere pulmonalarterielle Druck (mPAP), der enddiastolische Druck des Systemventrikels (EDP) und der daraus resultierende transpulmonale Gradient (TPG) in mmHg ermittelt. Weiterhin wurde die

Entwicklung der invasiv gemessenen arteriellen Sauerstoffsättigung (sO2) (%) untersucht (38).

MRT-Untersuchungen: Im postoperativen Langzeitverlauf wurde die Indikation für MRT-Untersuchungen zur Beurteilung der Ventrikelfunktion und/oder Quantifikation des Blutflusses im Fontankreislauf im Rahmen der ambulanten Routineuntersuchungen aus klinischer Sicht gestellt. In dieser Studie wurden zur Analyse der systemventrikulären Funktion die Ejektionsfraktion (EF) in %, das Schlagvolumen (SV) bezogen auf die Körperoberfläche (KOF) in ml/m^2 sowie das Enddiastolische Volumen (EDV) bezogen auf die KOF in ml/m^2 herangezogen. Zur Beurteilung der Flussverhältnisse im Fontankreislauf wurde des weiteren der effektive Rückfluss aus dem Hohlvenensystem und die daraus resultierende Vorlast des singulären Ventrikels ermittelt. Hierfür wurden die Flussvolumina über VCS und VCI bezogen auf die KOF in l/min/m^2 bestimmt und der gesamtvenöse passive Rückstrom (vCI) aus deren Summe in l/min/m^2 berechnet. Zur Analyse der Flussverteilung wurde der Anteil der VCS am vCI als Quotient Q ermittelt (39).

Spiroergometrische Untersuchungen: Die kardiopulmonale Belastbarkeitstestung mittels Fahrrad-Spiroergometrie war fester Bestandteil der ambulanten Routinekontrollen im postoperativen Langzeitverlauf und wurde bei den meisten Patienten im Abstand von 6-12 Monaten wiederholt. Die spiroergometrischen Untersuchungen wurden mittels der non-steady-state-Testung unter Anleitung des JONES Protokolls durchgeführt: Nach Ruhephase und zweiminütiger Vorbelastung mit 20 Watt wurde die Belastungsstärke kontinuierlich in einminütigem Abstand in 16-Watt-Schritten angehoben. Alle Patienten wurden bis zur Ausbelastung getestet. In dieser Studie wurde zur Beurteilung der körperlichen Belastbarkeit der Patienten von der spiroergometrischen quantitativen Bestimmung der physischen Belastungskapazität als Leistung in W pro kg Körpergewicht (Wmax) und der kardiopulmonalen Kapazität als Sauerstoffaufnahmekapazität in ml O$_2$/kg Körpergewicht pro Minute (VO$_2$max) Gebrauch gemacht. Beide Parameter wurden zusätzlich in Prozent der Normalwerte für die gesunde, gleichaltrige Bevölkerung angegeben. Außerdem wurden zur Abschätzung der chronotropen Kompetenz der Patienten die Herzfrequenz (HF) pro Minute in Ruhe (Hfmin) und bei maximaler Belastung (Hfmax) sowie deren Differenz (HFdiff) untersucht (40).

Morbidität: Aus der retrospektiven Datenschau wurden folgende erstmals nach Fontan-operation aufgetretene Komplikationen explizit dokumentiert: Tachykarde und bradykarde Herzrhythmusstörungen mit und ohne Schrittmacherbedarf, thromboemboli-sche Ereignisse und ein „Failing Fontan". Als „Failing Fontan" wurde dabei entweder ein Versagen des Systemventrikels oder ein Versagen der Fontanhämodynamik mit klini-scher Ausprägung eines Eiweißverlustsyndroms in verschiedenen Schweregraden defi-niert.

Therapiestrategien: Als im Verlauf nach Fontanoperation notwendige Therapiestrate-gien wurden Reinterventionen, Reoperationen und konservative therapeutische Einsät-ze erfasst.

3.2.3 Statistische Analyse

Die untersuchten Parameter wurden in Microsoft Office Excel 2011 für Mac OS X tabel-larisch zusammengefasst. Die statistische Auswertung und die Erstellung der Graphen wurde mit Graphpad Prism Version 6.0 2014 für Mac OS X vorgenommen. Die Angabe der Ergebnisse erfogte in Medianen und Rängen (Minimum bis Maximum). Als statisti-sche Tests kamen für die Verlaufsanalysen der t-Test für unabhängige Stichproben zur Anwendung, Unterschiede zwischen definierten Gruppen wurden mittels des Fishers-Exact-Tests ermittelt. Die Freiheit von Komplikationen, Reinterventionen und Reopera-tionen wurde mit der Kaplan-Meier-Methode untersucht. Ein p-Wert kleiner als 0,05 wurde als statistisch signifikant gewertet.

4 Ergebnisse

4.1 Internationale Entwicklungen innerhalb des univentrikulären Patientenkollektivs

4.1.1 Überblick, Anzahl und geographische Verteilung der Patienten

Aus den bislang international veröffentlichten Patientenstudien wurden entsprechend der angegebenen Suchkriterien 26 der größten ausgewählt und analysiert.

Die aus allen Artikeln zusammengenommene Zeitspanne der durchgeführten Fontanoperationen umfasste eine Ära von 43 Jahren (1968 – 2011), die postoperativen Nachbeobachtungszeiten betrugen im Mittel bis maximal 18,7 Jahre und im Median bis maximal 5,4 Jahre. Die nachbeobachteten Patientenzahlen variierten zwischen minimal 100 - und maximal 1006 univentrikulären Patienten – siehe Tabelle 1.

Tabelle 1: Übersicht über die analysierten Studien, aufgeführt nach Beginn der Operationsspannen

OP Spanne, Autor	Zentrum, Standort	Patienten (n)	FU Dauer (Jahre)
2002 - 2008, Salazar et al.(41)	Texas Childrens Hospital, Houston	226	2 (0,3 - 3,7) *
1997 - 2003, Ocello et al.(42)	Ospedale Civicio, Palermo	100	3,3 (3 - 75) *
1996 - 2006, Kim et al.(43)	Sejong General Hospital, Sejong	200	4,4 (1,7 - 7,1) *
1995 - 2011, Ovroutski et al.(44)	Deutsches Herzzentrum, Berlin	140	-
1994 - 2009, Hasaniya et al.(45)	Children's Hospital, Loma Linda	160	6,5 (2,8 - 10,2) *
1994 - 2003, Schreiber et al.(46)	Deutsches Herzzentrum, München	125	-
1994 - 1998, Azakie et al.(47)	Hospital for Sick Children, Toronto	107	2.5/2.8 *
1992 - 2008, Brown et al.(48)	Riley Hospital for Children, Indianapolis	220	6,7 (2,8 - 10,6) *
1992 - 2007, Hirsch et al.(49)	University of Michigan, Ann Arbor	636	4,2 (0 - 18,6) *
1992 - 2005, Petrossian et al.(50)	Children's Hospital Central, Madera	285	3,7 (0,1 - 11,7) *
1991 - 2002, Alphonso et al.(51)	Guy's and St Thomas Hospitals, London	122	4,5 (0,1 - 11) **
1988 - 2008, Robbers-Visser et al.(52)	Sophia Childrens Hosp. Rotterdam #	209	4,3 (1,5 - 7,4) **
1988 - 2004, Hosein et al.(24)	Children's Hospital, Birmingham	406	6,1 (0,4 - 11,8) *
1988 - 2003, Giannico et al.(53)	Bambino Gesu Hospital, Rom	221	4,2 (0,1 - 15) **
1987 - 1992, Cetta et al.(54)	Mayo Clinic, Rochester	339	2,2 (0,02 - 6,7) *
1984 - 2004, Ono et al.(55)	Medizinische Hochschule, Hannover	121	10,9 (5,7 - 16,1) *
1983 - 1995, Podzolkov et al.(56)	Centre of Cardiovasc. Surgery, Moskow	150	3,7 (1 - 10) *
1981 - 2009, Idorn et al.(57)	Rigshospitalet, Kopenhagen #	235	8,3 (2,6 - 14,4) *
1980 - 2002, Cheung et al.(58)	Grantham Hospital, Hong Kong	102	6,6 (2,8 - 10,4) *
1979 - 2010, Ohuchi et al.(31)	Cerebral and Cardiovasc. Center, Suita	201	18,7 (14,7 - 22,7) *
1978 - 2000, Cazzaniga et al.(59)	Hospital Ramón y Cajal, Madrid	124	8,4 (0,4 - 20) *
1977 - 2003, Naito et al.(60)	Tokyo Women's Medical University, Tokyo	500	-
1975 - 2010, d'Udekem et al.(61)	Royal Children's Hospital, Melbourne #	1006	-
1973 - 1991, Gentles et al.(35)	Children's Hospital, Boston	500	5,4 (1,7 - 20) **
1973 - 1987, Julsrud et al.(62)	Mayo Clinic, Rochester	500	-
1968 - 1988, Fontan et al.(33)	Hopital Cardiologique du Haut-Leveque, Bordeaux #	334	5 (0,1 - 20) **

* mittel, ** median, # Zentrum des Autors bei multizentrischer Studie, - hier wurden keine Angaben gemacht, .../...: Hier wurde innerhalb der Studien eine Unterteilung des Patientenkollektivs vorgenommen

Die aus den angegebenen Patientenzahlen aller Studien zusammengefasste univentrikuläre Patientenpopulation belief sich auf 7269 Patienten und verteilte sich auf mehr als 25 chirurgische Zentren innerhalb von Nordamerika, Ozeanien, Europa und Asien – siehe Abbildung 5.

Abbildung 5: Übersicht über die Anzahl und die geographische Verteilung der Fontanpatienten anhand der in den Studien publizierten Daten

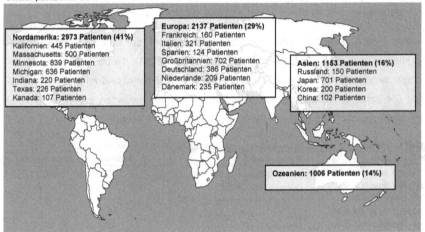

Nordamerika: 2973 Patienten (41%)
Kalifornien: 445 Patienten
Massachusetts: 500 Patienten
Minnesota: 839 Patienten
Michigan: 636 Patienten
Indiana: 220 Patienten
Texas: 226 Patienten
Kanada: 107 Patienten

Europa: 2137 Patienten (29%)
Frankreich: 160 Patienten
Italien: 321 Patienten
Spanien: 124 Patienten
Großbritannien: 702 Patienten
Deutschland: 386 Patienten
Niederlande: 209 Patienten
Dänemark: 235 Patienten

Asien: 1153 Patienten (16%)
Russland: 150 Patienten
Japan: 701 Patienten
Korea: 200 Patienten
China: 102 Patienten

Ozeanien: 1006 Patienten (14%)

4.1.2 Präoperative Patientencharakteristika und chirurgische Modifikationen

Bei Betrachtung der präoperativen Patientencharakteristika ergab sich im Zeitverlauf nach Beginn der Operationsspannen eine zunehmende Behandlung rechtsdominanter univentrikulärer Diagnosen bei insgesamt meist größeren linksdominanten Anteilen, eine Abnahme des Patientenalters bei Operation und eine Entwicklung hin zu niedrigeren pulmonalarteriellen und enddiastolischen Druckverhältnissen. Bezüglich des Operationsgewichtes zeigten sich keine deutlichen Änderungen – siehe Tabelle 2.

Tabelle 2: Übersicht über die präoperativen Patientencharakteristika aufgeführt nach Beginn der Operationsspannen bei 24/26 Studien.

Op Spanne und Autor	dLV (%)	dRV (%)	Alter (Jahre)	Gewicht (kg)	mPAP (mmHg)	EDP (mmHg)	TPG (mmHg)
2002 - 2008, Salazar et al.	38,9	34,5	4,3 *	17,2 *			4,1 *
1997 - 2003, Ocello et al.			5,6 *	19,8 *	11 *	7 *	
1996 - 2006, Kim et al.			3,4 **		12,4 *	10 *	4,9 *
1995 - 2011, Ovroutski et al.		36,4	3,8 **	14,3 **	10 **	7 ***	4 **
1994 - 2009, Hasaniya et al.			3,3 **	15,5 **	12 **		
1994 - 2003, Schreiber et al.	67,2	32,8	4,5/4,6 **	13,8/16,6 **			
1994 - 1998, Azakie et al.	59	41	3.8/4.0 *	13,2/13 *	10/11 *	7/7 *	5/5 *
1992 - 2008, Brown et al.			2,5 **				
1992 - 2007, Hirsch et al.	36	64	2 **	11,1 **	12 **	8 **	
1992 - 2005, Petrossian et al.	63,2	35,8	4,5 **	16 **			
1991 - 2002, Alphonso et al.	57,4	41	5,6 *	18,5 **	13,5 *		
1988 - 2008, Robb.-Viss. et al.	55	44	3,0/3,2 **	14/14 **	11,2/11 **		9/9,4 **
1988 - 2004, Hosein et al.	59,4	40,1	4,7 **	16,8 **	12 **	8 **	5 **
1988 - 2003, Giannico et al.			6 *				
1987 - 1992, Cetta et al.			7 **		17 **	12 **	
1984 - 2004, Ono et al.	67,8	32,2	5,8 *				
1983 - 1995, Podzolkov et al.			8,6/10 *		14,3/13,3 *		
1980 - 2002, Cheung et al.			6,2 *				
1979 - 2010, Ohuchi et al.	40,3		5,7 *				6,9 **
1978 - 2000, Cazzaniga et al.	70	10	7,3 *		22 **		
1977 - 2003, Naito et al.	29,4	31,8	8,1/8,0 *	22,3/20,8 *	15,5/15,2 *		9,7/9,3 *
1975 - 2010, d'Udekem et al.	61	31	4,6 **		12 *		
1973 - 1991, Gentles et al.	52	11,4	4,9 **				
1973 - 1987, Julsrud et al.	68,6	15,2	11 *		18,1 *	13 *	

* Mittel, ** Median, .../...: Hier wurde innerhalb der Studien eine Unterteilung des Patientenkollektivs vorgenommen

Bei Untersuchung der Modifikationen der Fontanoperation ergab sich im zeitlichen Verlauf nach Beginn der Operationsspannen von 1968 bis 2002 eine Ablösung der älteren atriopulmonalen (APC) und lateralen Modifikationen (LTFO) zu Gunsten der neueren extrakardialen Modifikation (ECFO). Die extrakardiale Modifikation war bei 36,6% der ermittelten Patienten am häufigsten vertreten (2460/6718). 35,8% (2408/6718) der Patienten erhielten die laterale Modifikation und 27,5% (1850/6718) eine atriopulmonale Modifikation – siehe Abbildung 6.

Abbildung 6: Übersicht über die prozentualen Anteile der Modifikationen aufgeführt nach Beginn der Operationsspannen bei 25/26 Studien (von links nach rechts)

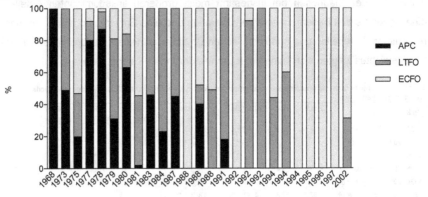

Beginn der Operationsspannen

4.1.3 Früh – und Langzeitüberleben mit dem univentrikulären Kreislauf

Im Verlauf nach Beginn der chirurgischen Zeitspannen ergab sich eine deutliche Abnahme der früh verstorbenen Patienten (< 30 Tage postoperativ) an den betrachteten Patientenkollektiven. Während die früheren Studien noch von einer frühen Mortalität bis 23,3% berichteten, zeigte sich nach 1990 eine Entwicklung hin bis zu minimal 0,5% - siehe Abbildung 7.

Das Langzeitüberleben der univentrikulären Patientengruppe zeigte im Verlauf zwischen den frühen Studien mit Operationsspannen ab 1968 und den aktuelleren Studien ab 1990 eine wesentliche Steigerung. Während die Überlebensraten nach 10 Jahren in den früheren Veröffentlichungen von Fontan et al., Gentles et al. und Giannico et al. noch bei 63%, 71,4% und 85% lagen, gaben die aktuelleren Studien von Hirsch et al., Brown et al. und Kim et al. Raten von 93%, 95% und 92,4% an – siehe Abbildung 8.

Abbildung 7: Übersicht über die prozentualen Anteile der früh verstorbenen Patienten und die Operationspannen geordnet nach deren Beginn bei 26/26 Studien (von unten nach oben)

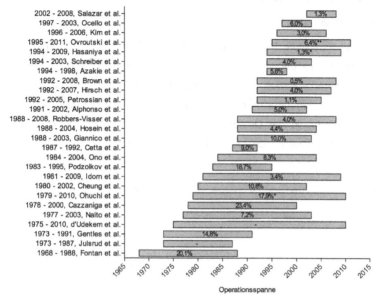

Operationsspanne

* Frühe Mortalität definiert als 6 Monate, ** Frühe Mortalität definiert als 6 Wochen,
- keine frühe Mortalität angegeben

Abbildung 8: Übersicht über die langfristigen Überlebensraten mit dem univentrikulären Kreislauf aufgeführt nach Beginn der Operationspannen bei 19/26 Studien (von unten nach oben)

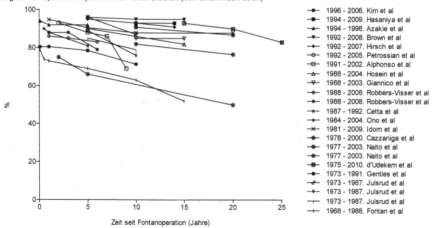

Zeit seit Fontanoperation (Jahre)

4.2 Postoperativer Langzeitverlauf der adoleszenten und adulten Patienten aus dem Deutschen Herzzentrum Berlin

4.2.1 Demographische Daten

Die gesamte nachbeobachtete Patientengruppe umfasste 77 heute adoleszente und adulte im Deutschen Herzzentrum Berlin operierte und nachbeobachtete Patienten. 52% der Patienten waren männlich, 48% der Patienten weiblich. Die mediane Nachbeobachtungszeit nach Fontanoperation belief sich auf 15 (5 – 27) Jahre. Das mediane Patientenalter zum Zeitpunkt der Datenanalyse betrug 21 (15 – 51) Jahre, 70,1% (54/77) der Patienten befanden sich bereits im Erwachsenenalter von ≥ 18 Jahren. Übersicht über die Altersverteilung – siehe Abbildung 9.

Abbildung 9: Übersicht über die Altersverteilung innerhalb der nachbeobachteten Patientenpopulation zum Zeitpunkt der Datenanalyse

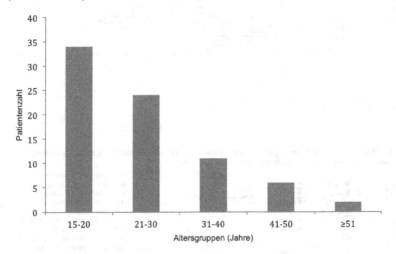

Die Fontanoperationen wurden zwischen 1986 und 2008 durchgeführt. Das mediane Alter der Patienten bei Operation belief sich auf 5,4 (1,5 – 37) Jahre, 20/77 (26%) der Patienten unterzogen sich im Adoleszenten – und Erwachsenenalter ab 15 Jahren den kreislauftrennenden Eingriffen. Bei 70/77 (90,9%) Patienten lag eine linksdominante Diagnose vor. Häufigste Modifikation der Fontanoperation war die extrakardiale Fontanoperation bei 38/77 (49,4%) der Patienten. Demographischen Eigenschaften der Patientengruppe – siehe Tabelle 3.

Tabelle 3: Übersicht über die demographischen Eigenschaften der Patientengruppe: Diagnosen, präoperative Hämodynamik und Modifikationen nach Parameter in Anzahl n (%) oder in Median (range)

Merkmale der Patientengruppe	n (%) oder Median (range)
Linksdominanter Ventrikel	70 (90,9)
Rechtsdominanter Ventrikel	7 (9,1)
TA	34 (44,2)
DILV	17 (22,1)
DORV	9 (11,7)
MA und HLHS	4 (5,2)
andere	13 (16,9)
OP Alter (Jahre)	5,4 (1,5 - 37)
OP Gewicht (kg)	16 (4,2 – 70)
Nakata Index (mm^2/m^2)	284 (61 – 679)
Lower Lobe Index (mm^2/m^2)	159 (88 – 426)
mPAP (mmHg)	10 (5 – 19)
EDP (mmHg)	7 (1 – 16)
TPG (mmHg)	5 (1 – 15)
sO2 (%)	83 (60 – 97*)
APC	13 (16,9)
LTFO	26 (33,8)
ECFO	38 (49,4)
Fenestration	49 (63,6)

* 2 Patienten unterzogen sich einer Re-Fontanoperation, nachdem extern bereits die atriopulmonale Modifikation der Fontanoperation durchgeführt wurde. Sie zeigten präoperativ deutlich bessere arterielle Sättigungswerte mit 95% und 97%.

4.2.2 Hämodynamische Eigenschaften und Belastbarkeit

Herzkatheteruntersuchungen: Hämodynamische Verlaufsdaten

Tabelle 4: Vergleichsanalyse der im mittelfristigen - und Langzeitverlauf durchgeführten Herzkatheteruntersuchungen

Herzkatheter	Mittelfristiger Verlauf Median (range)	Anzahl (n)	Langzeitverlauf Median (range)	Anzahl (n)	p Wert
Alter (Jahre)	8,4 (3,6 – 39,3)	30	17,7 (10,8 - 49)	35	
FU Dauer (Jahre)	2 (0,5 - 8)	30	12,3 (8,4 – 25,7)	35	
mPAP (mmHg)	11 (7 - 17)	30	10 (6 - 18)	31	0,858
EDP (mmHg)	6 (2 - 12)	29	7 (1 - 15)	30	0,271
TPG (mmHg)	5 (1 - 9)	29	4 (1 - 9)	28	0,526
sO2 (%)	95 (80 - 100)	25	94 (87 - 100)	35	0,340

Bei 30/77 (39%) Patienten wurden innerhalb einer medianen Follow Up Dauer von 2 (0,5 – 8) Jahren in einem medianen Alter von 8,4 (3,6 – 39,3) Jahren Herzkatheteruntersuchungen im mittelfristigen postoperativen Verlauf durchgeführt. 35/77 (45,5%) Patienten unterzogen sich innerhalb einer medianen Follow Up Dauer von 12,3 (8,4 – 25,7) Jahren in einem medianen Alter von 17,7 (10,8 – 49) Jahren Herzkatheteruntersuchungen im postoperativen Langzeitverlauf.

Für die Ergebnisse der im postoperativen Langzeitverlauf katheterinvasiv ermittelten hämodynamischen Eigenschaften und der arteriellen Sauerstoffsättigung - siehe Tabelle 4. Bei 4/31 (12,9%) Patienten ergab sich hier ein mPAP von > 15 mmHg. 3/30 (10%) Patienten wiesen einen EDP von > 12 mmHg auf. Im Vergleich zu den im mittelfristigen Verlauf durchgeführten Untersuchungen zeigten sich sowohl für die hämodynamischen Parameter als auch für die arterielle Sauerstoffsättigung keine signifikanten Veränderungen.

MRT-Untersuchungen: Ventrikelfunktion und Fontanfluss

Tabelle 5: Vergleichsanalyse der im mittelfristigen – und Langzeitverlauf durchgeführten MRT-Untersuchungen

MRT	Mittelfristiger Verlauf Median (range)	Anzahl (n)	Langzeitverlauf Median (range)	Anzahl (n)	p Wert
Alter (Jahre)	11 (4 - 38)	19	20,1 (11,2 - 49)	31	
FU Dauer (Jahre)	4 (0,6 - 8)	19	14 (9 - 22)	31	
EF (%)	64 (42 - 79)	7	51 (13 - 74)	31	0,029
EDV (ml/m²)	82,1 (71,6 - 130,1)	3	83,9 (40,9 - 311,7)	28	0,983
SV (ml/m²)	48,8 (48,8 - 54,5)	3	41,6 (24,7 - 76)	27	0,413
VCI (l/min/m²)	1,9 (0,6 - 3,2)	19	1,6 (0,6 - 2,7)	23	0,204
VCS (l/min/m²)	1,1 (0,2 - 3,4)	19	0,7 (0,3 - 2,8)	24	0,058
Q (VCS/(VCS+VCI))	0,4 (0,1 - 0,8)	19	0,4 (0,2 - 0,8)	21	0,490
vCI (l/min/m²)	3,3 (1,4 - 5,1)	19	2,4 (1,2 - 4,3)	21	0,047

Bei 19/77 (24,7%) Patienten wurden innerhalb einer medianen Follow Up Dauer von 4 (0,6 – 8) Jahren in einem medianen Alter von 11 (4 – 38) Jahren MRT-Untersuchungen im mittelfristigen postoperativen Verlauf durchgeführt. 31/77 (40,3%) Patienten unterzogen sich innerhalb einer medianen Follow Up Dauer von 14 (9 – 22) Jahren in einem medianen Alter von 20,1 (11,2 – 49) Jahren MRT-Untersuchungen im postoperativen Langzeitverlauf.

Ventrikelfunktion: Für die Ergebnisse der im postoperativen Langzeitverlauf magnetresonanztomographisch erfassten Ventrikelfunktion - siehe Tabelle 5. Im Vergleich mit den im mittelfristigen Verlauf durchgeführten Untersuchungen zeigte sich eine signifikante Abnahme der EF (p = 0,029) - siehe Abbildung 10 (A).

Flussverhältnisse: Für die Ergebnisse des im postoperativen Langzeitverlauf magnetresonanztomographisch erfassten Fontanflusses siehe Tabelle 5. Im Vergleich mit den im mittelfristigen Verlauf durchgeführten Untersuchungen zeigte sich eine signifikante Abnahme des vCI (p = 0,047) - siehe Abbildung 10 (B).

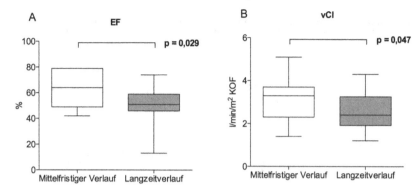

Abbildung 10: Die Ejektionsfraktion (EF) in % (A) und der gesamtvenöse passive Rückfluss (vCI) in l/min/m² KOF (B): Vergleich der Untersuchungen im mittelfristigen – und Langzeitverlauf. Die Boxplots zeigen Median, 25 – 75% Perzentile sowie Minimum und Maximum an.

Spiroergometrische Untersuchungen: Kardiopulmonale Belastbarkeit

Tabelle 6: Vergleichsanalyse der im mittelfristigen - und Langzeitverlauf durchgeführten spiroergometrischen Untersuchungen

Spiroergometrie	Mittelfristiger Verlauf Median (range)	Anzahl (n)	Langzeitverlauf Median (range)	Anzahl (n)	p Wert
Alter (Jahre)	10,9 (4,5 - 38)	44	20 (11,5 - 45,7)	38	
FU Dauer (Jahre)	4 (0,6 - 8)	44	12,9 (8,1 - 24,1)	38	
VO₂max (ml/min/kg)	26,6 (13,9 - 44)	33	20,3 (10,3 - 35)	31	0,000
VO₂max (%)	59 (25 - 98)	36	47 (26 - 81)	32	0,013
Wmax (W/kg)	2 (1,2 - 3,4)	34	1,7 (0,6 - 2,8)	22	0,011
Wmax (%)	60 (35 - 100)	35	49 (18,2 - 83)	20	0,011
HF min (min⁻¹)	88,5 (45 - 128)	44	86,5 (56 - 118)	38	0,830
HF max (min⁻¹)	145 (78 - 186)	44	134 (73 - 200)	38	0,356
HF diff (min⁻¹)	48 (9 - 118)	44	40 (6 - 116)	38	0,417

Bei 44/77 (57,1%) Patienten wurden innerhalb einer medianen Follow Up Dauer von 4 (0,6 – 8) Jahren in einem medianen Alter von 10,9 (4,5 – 38) Jahren spiroergometrische Untersuchungen im mittelfristigen postoperativen Verlauf durchgeführt. 38/77 (49,4%) Patienten unterzogen sich innerhalb einer medianen Follow Up Dauer von 12,9 (8,1 – 24,1) Jahren in einem medianen Alter von 20 (11,5 – 45,7) Jahren spiroergometrischen Untersuchungen im postoperativen Langzeitverlauf.

Für die Ergebnisse der im Langzeitverlauf spiroergometrisch erfassten kardiopulmonalen Belastbarkeit - siehe Tabelle 4. Im Vergleich mit den im mittelfristigen Verlauf durchgeführten Untersuchungen ergab sich eine signifikante Abnahme von VO₂max (p < 0,001), und Wmax (p = 0,011) (siehe Abbildung 11 A und B). Für die Herzfrequenz bei Ruhe (HFmin) und maximaler Belastung (HFmax) sowie deren Differenz (HFdiff) ergab sich keine signifikante Änderung.

Abbildung 11: Die maximale Sauerstoffaufnahmekapazität (VO₂max) in ml/min/kg KG (A) und die maximale physische Belastungskapazität (Wmax) in W/kg KG (B). Vergleich der Untersuchungen im mittelfristigen - und Langzeitverlauf. Die Boxplots zeigen Median, 25-75% Perzentile sowie Minimum und Maximum an.

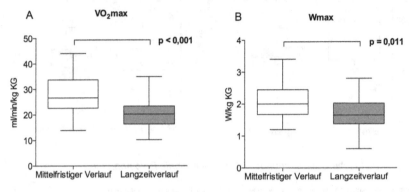

4.2.3 Späte Mortalität und Morbidität

Mortalität

Abbildung 12: Kaplan-Meier-Kurve der kumulativen Überlebensrate mit 95% Konfidenzintervall im postoperativen Langzeitverlauf bis 20 Jahre

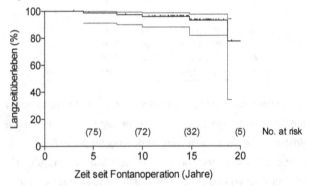

Innerhalb der Patientengruppe ereigneten sich 5 (6,5%) späte Todesfälle. Die mediane Follow Up Dauer nach Fontanoperation belief sich auf 10 (4 – 18,7) Jahre, das mediane Alter auf 29 (19 - 36,4) Jahre. Ein Patient verstarb im Rahmen einer schweren dekompensierten Herzinsuffizienz während des Wartens auf eine Herztransplantation. Zwei Patienten verstarben an einem plötzlichen Herztod. Zwei weitere Patienten verstarben früh postoperativ nach Reoperationen (Mitralklappenplastik und Konversationsoperation). Es ergaben sich keine Unterschiede zwischen Patienten mit älteren Modifikationen der Fontanoperation (APC und LTFO) und Patienten mit der neueren extrakardialen Modifikation (ECFO).

Die mittels Kaplan-Meier-Analyse ermittelte kumulative Überlebensrate der gesamten Patientengruppe innerhalb postoperativer Nachbeobachtungszeiten von 10, 15 und 20 Jahren betrug 96,0%, 93,3% und 77,7% - siehe Abbildung 12.

Herzrhythmusstörungen

Abbildung 13: Kaplan-Meier-Kurve der kumulativen Freiheit von neuen Tachyarrhythmien aufgeteilt nach Modifikation der Fontanoperation (APC plus LTFO gegen ECFO) im postoperativen Langzeitverlauf bis 20 Jahre

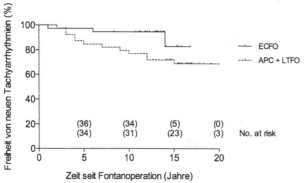

Bei 21/77 (27,3%) Patienten traten innerhalb einer medianen postoperativen Follow Up Dauer von 9 (1 – 17) Jahren in einem medianen Alter von 18 (7,2 – 34,3) Jahren erstmals Herzrhythmusstörungen auf, darunter kam es bei 16/21 (76,2%) Patienten zu tachykarden - und bei 8/21 (38,1%) Patienten zu bradykarden Rhythmusstörungen. Patienten mit älteren Modifikationen der Fontanoperation (APC und LTFO) erlitten im Vergleich zu Patienten mit der neueren extrakardialen Modifikation (ECFO) signifikant häufiger Tachyarrhythmien (p = 0,047), bezüglich des Auftretens von Bradyarrhythmien ergaben sich keine signifikanten Unterschiede.

Die Behandlung umfasste bei allen 16 Patienten mit Tachyarrhythmien eine antiarrhythmische Medikation. Bei 7/16 (43,8%) Patienten wurde eine Elektrokardioversion vorgenommen, bei 2/16 (12,5%) Patienten wurde eine Katheterablation durchgeführt. Bei 4/16 (25%) Patienten bestand im Langzeitverlauf auf Grund von Arrhythmien und hämodynamischer sowie teils thromboembolischer Komplikationen die Indikation zu einer Konversionsoperation in die extrakardiale Modifikation der Fontanoperation. Bei 7/8 (87,5%) Patienten mit Bradyarrhythmien bestand bislang die Indikation zur Implantation eines permanenten Schrittmachers.

Die mittels Kaplan-Meier-Analyse ermittelte kumulative Freiheit von tachykarden Herzrhythmusstörungen innerhalb postoperativer Nachbeobachtungszeiten von 10, 15 und 20 Jahren betrug 85,5%, 77,4% und 68,8% - siehe Abbildung 13. Die Freiheit von bradykarden Herzrhythmusstörungen innerhalb von 10, 15 und 20 Jahren betrug 94,6%, 88,3% und 88,3%.

Thromboembolische Ereignisse

Tabelle 7: Übersicht über die thromboembolischen Ereignisse im Langzeitverlauf nach Fontanoperation

Thromboembolie	Alter (Jahre)	Follow Up Dauer (Jahre)	Therapie
Lungenarterienembolie	27	14	Antikoagulation
Zerebrale Ischämien	37 und 40	17 und 20	Fenestrationsverschluss, Antikoagulation
Zerebrale Ischämie, Fontanthromben	24 und 39	5 und 20	Antikoagulation

Bei 3/77 (3,9%) Patienten ereigneten sich innerhalb des postoperativen Langzeitverlaufs insgesamt 5 thromboembolische Komplikationen. Bei allen Patienten wurde im weiteren Verlauf eine permanente antikoagulative Therapie durchgeführt - siehe Tabelle 7. Es ergaben sich keine signifikanten Unterschiede zwischen Patienten mit den älteren Modifikationen der Fontanoperation (APC und LTFO) und Patienten mit der neueren extrakardialen Modifikation (ECFO).

Die mittels Kaplan-Meier-Analyse ermittelte kumulative Freiheit von thromboembolischen Ereignissen innerhalb postoperativer Nachbeobachtungszeiten von 10, 15 und 20 Jahren betrug 98,6%, 96,9% und 92,3%.

Failing Fontan

Abbildung 14: Kaplan-Meier-Kurve der kumulativen Freiheit von einem „Failing Fontan" mit 95% Konfidenzintervall im postoperativen Langzeitverlauf bis 20 Jahre

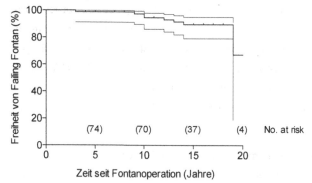

Zeit seit Fontanoperation (Jahre)

Bei 8/77 (10,4%) Patienten kam es innerhalb einer medianen postoperativen Follow Up Dauer von 11 (3 - 19) Jahren in einem medianen Alter von 15 (6 - 39) Jahren zu einer schweren klinischen Dekompensation im Sinne eines „Failing Fontan". Bei 6/8 (75%) Patienten kam es hier zu einem Versagen des Fontankreislaufs mit klinischer Ausprägung eines Eiweißverlustsyndroms, bei 2/8 (25%) Patienten zu einem Versagen des Systemventrikels. Es ergaben sich keine signifikanten Unterschiede zwischen Patienten mit älteren Modifikationen der Fontanoperation (APC und LTFO) und Patienten mit der neueren extrakardialen Modifikation (ECFO).

Die invasiven therapeutischen Maßnahmen bei Eiweißverlustsyndrom beinhalteten bei 4/6 (66,7%) Patienten die katheterinvasive Beseitigung von Pulmonalarterien– oder Konduitstenosen. Die konservative Behandlung umfasste bei allen Patienten eine diuretische Therapie. Bei 3/6 (50%) Patienten kam es hierunter zur vollständigen Remission der Symptome.

Beide Patienten mit ventrikulärem Versagen wurden zur Herztransplantation gelistet und erhielten eine intensivierte medikamentöse Insuffizienztherapie. Ein Patient wurde erfolgreich einer Transplantation zugeführt, der andere Patient verstarb während des Wartens auf die Herztransplantation.

Die mittels Kaplan-Meier-Analyse ermittelte kumulative Freiheit von einem Failing Fontan innerhalb postoperativer Nachbeobachtungszeiten von 10, 15 und 20 Jahren betrug 94,5%, 89,5% und 67,1% - siehe Abbildung 14.

4.2.4 Therapiestrategien

Reoperationen

Bei 15/77 (19,5%) Patienten bestand innerhalb einer medianen postoperativen Follow Up Dauer von 8 (2 - 13) Jahren in einem medianen Alter von 16 (6 – 36,4) Jahren die Indikation zu 16 Reoperationen. Die insgesamt am häufigsten durchgeführten Eingriffe bestanden in Erweiterungen des ventrikulären Septumdefekts und Zwerchfellplikationen, die häufigsten Eingriffe im Adoleszenten – und Erwachsenenalter ab 15 Jahren waren Konversionsoperationen in die extrakardiale Modifikation der Fontanoperation – siehe Tabelle 8.

Die mittels Kaplan-Meier-Analyse ermittelte kumulative Freiheit von Reoperationen innerhalb postoperativer Nachbeobachtungszeiten von 10, 15 und 20 Jahren betrug 86,7%, 79,4% und 79,4%.

Tabelle 8: Übersicht über die im postoperativen Langzeitverlauf durchgeführten Reoperationen

Chirurgische Maßnahmen	Anzahl n (%)	Alter in Jahren Median (range)	Follow Up Dauer in Jahren Median (range)
VSD-Erweiterung	5 (6,5)	12,7 (6 - 20,6)	3 (2 - 10)
AV-Klappen-Rekonstruktion	1 (1,3)	36,4	7
Konversionsoperation	4 (5,2)	21,6 (14 - 29)	11 (9 - 12)
Zwerchfellplikation	5 (6,5)	10,2 (3,6 - 23,2)	5,5 (2 - 11)
Herztransplantation	1 (1,3)	15	13

Reinterventionen

Bei 36/77 (46,8%) Patienten wurden innerhalb einer medianen postoperativen Follow Up Dauer von 7 (0,1 – 17) Jahren in einem medianen Alter von 14,7 (3,1 – 48) Jahren 44 Herzkatheterinterventionen durchgeführt. Die sowohl insgesamt als auch im Adoleszenten - und Erwachsenenalter am häufigsten vorgenommenen katheterinvasiven Eingriffe bildeten Verschlüsse von veno-venösen oder arterio-venösen Kollateralen – siehe Tabelle 9. Es ergaben sich keine signifikanten Unterschiede zwischen den älteren Modifikationen (APC und LTFO) der Fontanoperation und der neueren extrakardialen Modifikation (ECFO).

Die mittels Kaplan-Meier-Analyse ermittelte kumulative Freiheit von Interventionen innerhalb postoperativer Nachbeobachtungszeiten von 10, 15 und 20 Jahren betrug 67,1%, 51% und 26%.

Tabelle 9: Übersicht über die im postoperativen Langzeitverlauf durchgeführten Reinterventionen

Katheterinterventionen	Anzahl n (%)	Alter in Jahren Median (range)	Follow Up Dauer in Jahren Median (range)
Verschluss von Kollateralen	20 (26)	15 (5 - 39)	10 (2 - 17)
Arterio-venös	5 (6,5)		
Veno-venös	15 (19,5)		
Verschluss von Fenestrationen	16 (20,8)	13 (3,1 - 32)	0,5 (0,1 - 12)
Dilatation/Stent Pulmonalarterien	6 (7,8)	20,3 (7,2 - 28,3)	12 (5 - 16)
Verschluss Kommunikation PA-Stamm-Ventrikel	3 (3,9)	28,3 (20,6 - 48)	12 (8 - 14)
Dilatation/Stent Fontanconduit	2 (2,6)	24,5 (11,7 - 37,3)	12 (9 - 15)
Ablation	2 (2,6)	17 (14 - 20)	28,5 (18 - 39)

PA-Stamm: Pulmonalarterienstamm

Medikation

Bei 63/77 (81,8%) Patienten lagen Angaben zu der innerhalb der letzten klinischen Untersuchung bestehenden Medikation vor. Die mediane Follow Up Dauer betrug 13 (0,5 - 25) Jahre, das mediane Alter 18 (10 - 49) Jahre. Bei 58/63 (92,1%) Patienten bestand eine dauerhafte Medikation, am häufigsten wurde hier eine Antikoagulation vorgenommen. Der größte Teil der Patientengruppe befand sich mit 93,7% in den NYHA Klassen I oder II – siehe Tabelle 10.

Tabelle 10: Übersicht über die innerhalb der letzten klinischen Kontrolle bestehende Medikation

Medikation und NYHA Klassifikation	Anzahl n (%)	Alter in Jahren Median (range)	Follow Up Dauer in Jahren Median (range)
NYHA I/II	59 (93,7)	18 (10 - 49)	13 (0,5 - 25)
NYHA III/IV	4 (6,3)	34 (22 - 39)	16 (6 - 20)
Antikoagulation	50 (79,4)	18 (10 - 45)	13 (1 - 25)
ACE/AT1-Hemmer	26 (41,3)	18 (10 - 43)	12 (0,5 - 25)
Betablocker	25 (39,7)	23 (10 - 49)	12 (0,5 - 25)
Diuretika	25 (39,7)	26 (12 - 49)	15 (0,5 - 25)
Digitalis	11 (17,5)	19 (11 - 45)	10 (0,5 - 25)
Klasse I/III Antiarrhythmika	8 (12,7)	21 (11 - 39)	15 (0,5 - 20)
Sildenafil	2 (3,2)	17,5 (17 - 18)	15 (14 - 16)

5 Diskussion der Ergebnisse

5.1 Internationale Entwicklungen innerhalb des univentrikulären Patientenkollektivs

Im Lauf der vergangenen 40 Jahre wurden weltweit zahlreiche Studien zu den Ergebnissen der Fontanoperation veröffentlicht. Der erste Teil dieser Arbeit beinhaltete die retrospektive Analyse der größten dieser Veröffentlichungen zur Darstellung der internationalen Entwicklungen innerhalb des univentrikulären Patientenkollektivs. Die untersuchten Schwerpunkte lagen auf Größe und geographischer Verteilung der Fontanpatienten, den präoperativen Charakteristika und chirurgischen Modifikationen sowie des Früh – und Langzeitüberlebens mit dem univentrikulären Kreislauf.

5.1.1 Anzahl und geographische Verteilung der Patienten

Die Analyse der geographischen Verteilung der Patientenkollektive ergab eine breite Anwendung der Fontanoperation in den größten chirurgischen Zentren der westlichen Welt und der asiatischen Länder. Die Betrachtung der Größe der operierten und nachbeobachteten univentrikulären Patientenkollektive zeigte eine aus allen Studien zusammengefasste Patientenanzahl von über 7000 Patienten, wobei diese Arbeit durch die begrenzte Auswahl an Veröffentlichungen möglicherweise nur einen Ausschnitt der weltweiten Patientenbevölkerung darstellt und von einer wesentlich größeren Gesamtzahl ausgegangen werden kann. Bislang existiert kein Register über das internationale Fontankollektiv, die größte regionale Datensammlung ist das 2008 gegründete „Fontanregistry" aus Australien und Neuseeland mit aktuell über tausend erfassten Fontanpatienten. Nach den dort veröffentlichten Angaben werden mit steigender Tendenz in Australien und Neuseeland jährlich ca. 56 Fontanoperationen durchgeführt (63). In den USA berichten Chin et al. von jährlich ca. 1200 kreislauftrennenden Operationen (64), in Großbritannien wurden zwischen 2006 und 2007 150 Fontanoperationen durchgeführt (65). Gersony gibt in seinem 2008 veröffentlichten Review sogar an, die Fontanoperation sei mittlerweile die häufigste Operation für angeborene Herzfehler nach dem zweiten Lebensjahr (66). Diese Beobachtungen zeigen neben den innerhalb der vergangenen Jahre insgesamt verbesserten medizinischen und instrumentellen Möglichkeiten den großen Erfolg der Fontanoperation als häufigste angewendete Methode zur Palliation univentrikulärer Malformationen auf und lassen Rückschlüsse auf eine kontinuierliche Zunahme des weltweiten Patientenkollektivs zu.

5.1.2 Präoperative Patientencharakteristika und chirurgische Modifikationen

Bei Betrachtung der präoperativen Patientencharakteristika wurden im Zeitverlauf von den ersten bis zu den aktuellen Studien verschiedene Aspekte deutlich. Zum einen ergab sich ein Trend hin zu einer Verschärfung der Selektionskriterien (z.B. zu niedrigeren pulmonalarteriellen und enddiastolischen Druckverhältnissen), zum anderen eine Ausweitung der behandelten Diagnosen auf zunehmend auch rechtsdominante Diagnosen. Seit Entwicklung der „ten commandments" durch Choussat, Fontan et al. (23) wurden hier im Lauf der vergangenen Jahre durch die wachsende Erfahrung mit den postoperativen Ergebnissen spezifischere präoperative Risikofaktoren identifiziert, wobei ein niedriger pulmonalarterieller Widerstand und eine suffiziente Funktion des Systemventrikels zunehmend an Bedeutung gewannen. Unter anderem sprachen Hosein et al. in einer 2009 veröffentlichten Studie von diesen Faktoren als die „ two commandments" (24,25,67). Gleichzeitig werden bedingt durch die fortlaufend verbesserten instrumentellen und intensivmedizinischen Möglichkeiten immer mehr Patienten mit mehr risikobehafteten univentrikulären Diagnosen wie dem hypoplastischen Linksherz als Kandidaten für die Fontanoperation ausgewählt und mehrere Studien berichten bereits von positiven postoperativen Ergebnissen (68–70). Es ist davon auszugehen, dass die zukünftig heranwachsende Fontanpopulation durch diese Entwicklungen bedingt sehr heterogen aussehen wird und daher besondere Herausforderungen im postoperativen Verlauf bereithält.

Die Analyse der chirurgischen Modifikationen im Zeitverlauf ergab eine zunehmende Ablösung der älteren intrakardialen - durch die in den 1990er Jahren entwickelte extrakardiale Modifikation als jüngste der bislang existierenden Varianten der Fontanoperation. Insgesamt kam diese bereits beim Großteil des internationalen Patientenkollektivs zur Anwendung. Verschiedene Studien konnten hier zunehmend die Vorteile der extrakardialen Modifikation bezüglich der hämodynamischen Verhältnisse (71,72) und der postoperativen Komplikationen (insbesondere einer Reduktion der Rhythmusstörungen) (47,52,73) aufzeigen. Da diese Modifikation jedoch auch die jüngste der bislang entwickelten Techniken darstellt, fehlen bislang große vergleichende Langzeitstudien und die nächsten Jahre werden zeigen, ob der Vorsprung gegenüber den früheren Modifikationen beibehalten werden kann.

5.1.3 Früh – und Langzeitüberleben mit dem univentrikulären Kreislauf

Diese Arbeit zeigte eine im Verlauf von den früheren bis zu den aktuelleren Studien deutlich reduzierte frühe – sowie späte Mortalität mit einem 10-Jahres-Überleben bis zu 95% und bestätigt damit die Beobachtungen anderer Autoren wie z.B. Driscoll et al. (74) und Khairy et al. (75). Im Zuge dieser Entwicklung zeigten sich auch die postoperativen Nachbeobachtungszeiten der einzelnen Studien zunehmend verlängert mit einem Maximum von im Median über 18 Jahren (61). Diese Ergebnisse unterstreichen die beobachteten über die Jahre entwickelten Fortschritte sowohl in präoperativer Patientenauswahl – als auch in chirurgischer Methodik und postoperativer Betreuung. Der univentrikulären Patientengruppe wird hierbei eine Lebensverlängerung über die natürliche Lebenserwartung von, je nach Diagnose, wenigen Wochen oder Monaten hinaus und hin zum Eintritt ins Adoleszenten- und Erwachsenenalter ermöglicht. Dabei sind diejenigen Fontanpatienten, die zum jetzigen Zeitpunkt den ältesten Anteil der Patientengruppe bilden, gleichzeitig diejenigen mit den hämodynamisch ungünstigeren Fontanmodifikationen. Bei der jüngeren heranwachsenden Generation ist mit weiterhin verbesserten Ergebnissen zu rechnen.

Fazit: Die Ergebnisse der Studie zeigen den weltweiten Erfolg der Fontanoperation und eine bei zunehmender Erfahrung in präoperativer Auswahl und chirurgischer Methodik weltweit wachsende und älter werdende Patientenpopulation. Sie unterstreichen damit die Wichtigkeit der Kenntnis der spät postoperativen Eigenschaften der möglichen Komplikationen der univentrikulären Patienten für ein weiterhin verbessertes Management im Langzeitverlauf.

5.2 Langzeitverlauf der adoleszenten und adulten Patienten aus dem Deutschen Herzzentrum Berlin

Entsprechend den im vorangegangenen Teil der Studie diskutierten Entwicklungen war das Ziel dieser Arbeit eine retrospektive Analyse des postoperativen Langzeitverlaufs des im Deutschen Herzzentrum operierten und nachbetreuten heute adoleszenten und adulten univentrikulären Patientenkollektivs.

5.2.1 Hämodynamische Eigenschaften und Belastbarkeit

Pulmonalarterieller Widerstand

Eine balancierte Fontanhämodynamik zeichnet sich durch uneingeschränkte Flussverhältnisse in das pulmonale Gefäßbett und den nachgeschalteten Univentrikel aus. Von entscheidender Bedeutung ist hierbei ein niedriger pulmonalarterieller Widerstand PVR. Im postoperativen Verlauf können Stenosen und Distorsionen der Pulmonalarterien, intrapulmonale Mikro – und Makroembolien, systemikopulmonale Kollateralen oder eine systolische und diastolische Dysfunktion des Univentrikels eine progrediente Erhöhung des PVR – und damit im schlimmsten Fall ein irreversibles Versagen des Fontankreislaufs bewirken (27). Außerdem wird ein bei Fontanpatienten im Vergleich zu Herzgesunden permanent erhöhter und ggf. ansteigender PVR diskutiert. Durch den dauerhaft limitierten, non-pulsatilen Fluss kommt es hier zu einer endothelialen Dysfunktion mit dem Überwiegen vasokonstriktorisch und proliferativ wirksamer Hormone, einem eingeschränkten Wachstum der Pulmonalgefäße und einer Herabsetzung der kapillären Rekrutierung (76–80). Der PVR selbst ist technisch nur schwer messbar, in der klinischen Praxis wird daher als indirektes Maß der mittlere Pulmonalarteriendruck mPAP herangezogen (81).

Die Herzkatheteruntersuchungen ergaben im postoperativen Langzeitverlauf einen unverändert niedrigen mittleren pulmonalarteriellen Druck und transpulmonalen Gradienten. Innerhalb der letzten Untersuchungen lag nur bei 12,9% der Patienten ein mPAP > 15 mmHg vor. Diese Ergebnisse zeigen sich vergleichbar mit den Beobachtungen anderer Langzeitstudien (31,55,82,83) und sind auf eine korrekte präoperative Patientenauswahl sowie engmaschige postoperative Kontrollen mit rechtzeitiger Beseitigung hämodynamischer Komplikationen zurückzuführen.

Präoperativ ist hier auf ausreichende pulmonarterielle Durchmesser, einen niedrigen pulmonalarteriellen Druck und eine gute systemventrikuläre Funktion zu achten (31,84). Im postoperativen Verlauf kann die Ursache eines erhöhten mPAP katheterinvasiv bestimmt werden. Ein erhöhter TPG bei niedrigem EDP weist auf eine Veränderung der Pulmonalgefäße, ein niedriger TPG bei erhöhtem EDP auf eine Dysfunktion des Ventrikels hin (38). Bei erhöhtem pulmonalarteriellem Widerstand ist neben der Beseitigung relevanter Stenosen und Kollateralen die Kreation einer Fenestration zur Gewährleistung eines ausreichenden Herzzeitvolumens möglich (85). Konservative Maßnahmen umfassen Stickstoffinhalation sowie Bosentan - oder Sildenafiltherapie, zur Einschätzung eines dauerhaften Effekts bei Fontankreislauf bedarf es hier noch weiterer Beobachtungen (76,86,87). Als alternativer Behandlungsansatz könnte in Zukunft ein modifiziertes kardiopulmonales Training eine Rolle in der langfristigen Behandlung der univentrikulären Patientengruppe einnehmen (88,89). Bei eingeschränkter ventrikulärer Funktion sollte eine intensivierte Herzinsuffizienztherapie eingeleitet - und ggf. rechtzeitig die Indikation zur Herztransplantation gestellt werden (90).

Arterielle Sauerstoffsättigung

Bei der univentrikulären Patientenpopulation können verschiedene postoperative Komplikationen zum Auftreten einer akuten oder chronischen Zyanose führen. Die bei den meisten Patienten bestehende milde Desaturation beruht auf einer residualen Verbindung zwischen Koronarsinus und pulmonalvenösem Atrium. Wichtige Ursache einer progredienten Zyanose bilden systemikopulmonale veno-venöse Kollateralen, die innerhalb dieser Studie bei 19,5% der Patienten identifiziert und verschlossen wurden, weiterhin können residuale intraatriale Shuntverbindungen, Fenestrationen des Fontankonduits oder chronische Mikroembolien des pulmonalarteriellen Gefäßbetts eine suffiziente Sättigung verhindern (91).

Insgesamt zeigte sich bei der analysierten Patientengruppe vergleichbar mit den Beobachtungen anderer Studien (31,83,92) ein stabiler, azyanotischer postoperativer Langzeitverlauf. Innerhalb der letzten Herzkatheteruntersuchungen ergab sich eine mediane arterielle Sauerstoffsättigung von 94%. Wichtig für den Erhalt dieser guten Resultate sind regelmäßige klinische Untersuchungen inklusive kardiopulmonaler Belastbarkeitstestungen zur rechtzeitigen Aufdeckung und Behandlung einer relevanten Hypoxie. Die Therapiestrategien umfassen neben der invasiven Beseitigung der auslösenden Faktoren vor allem bei bestehenden Fenestrationen eine strenge antikoagulative Behandlung. Bei allen betroffenen Patienten sollte sich eine engmaschige klinische Nachbeobachtung anschließen.

Ventrikelfunktion

a) Diastolische Ventrikelfunktion

Die diastolische Ventrikelfunktion ist für die postoperative Aufrechterhaltung der pulmonalen Zirkulation und damit des Herzzeitvolumens von großer Bedeutung. Sie kann durch die abrupte Volumenentlastung im Rahmen der kreislauftrennenden Eingriffe mit konsekutiver Hypertrophie des Ventrikelmyokards sowie die anschließenden unphysiologischen Arbeitsbedingungen mit chronisch eingeschränkter Vorlast negativ beeinflusst werden (93,94). Im postoperativen Verlauf wurde hier bereits mehrfach von Wandrelaxationsstörungen und einer verminderten Compliance des Univentrikels berichtet (95–97).

Die Herzkatheteruntersuchungen ergaben im postoperativen Langzeitverlauf unverändert niedrige enddiastolische Druckverhältnisse. Innerhalb der letzten postoperativen Untersuchungen lag nur bei 10% der Patienten ein EDP > 12 mmHg vor. Andere Langzeitstudien, wie durch Ohuchi et al. und Nakamura et al., berichteten innerhalb der ersten postoperativen Jahre von einer signifikanten Steigerung – und anschließend von einer Stabilisierung des enddiastolischen Drucks bei Fontanpatienten (31,98). Diese Beobachtungen lassen auf ein gewisses Anpassungspotential/„Remodeling" des Systemventrikels an die neuen hämodynamischen Verhältnisse mit zumindest teilweiser Normalisierung der diastolischen Funktion schließen.

Die Therapiemöglichkeiten einer diastolischen Dysfunktion und ihrer hämodynamischen Folgen sind bislang noch eingeschränkt (99). Präventiv ist besonders eine frühe Volumenentlastung zur Vermeidung irreversibler Veränderungen des Ventrikelmyokards von Bedeutung (100,101). Diagnostische Mittel zur postoperativen Evaluation der diastolischen Funktion beinhalten die innerhalb der Routineuntersuchungen eingesetzten echokardiographischen Untersuchungen, die jedoch durch die komplexen anatomischen und hämodynamischen Verhältnissen der Patienten nur begrenzt aussagekräftig sind (102). Herzkatheteruntersuchungen zur Messung des enddiastolischen Drucks bleiben auf Grund ihrer Invasivität einer kritischen Indikation vorbehalten. In naher Zukunft kann hier die kardiale Magnetresonanztomographie als non-invasives und empfindliches diagnostisches Instrument bei univentrikulärer Physiologie eine wichtige Rolle einnehmen (103).

b) Systolische Ventrikelfunktion

Die MRT Untersuchungen zeigten eine im postoperativen Langzeitverlauf signifikant abnehmende Ejektionsfraktion des Univentrikels. Die letzten Messungen innerhalb einer medianen Nachbeobachtungsdauer von 14 Jahren ergaben noch suffiziente Werte mit einer medianen EF von 51%. Der Schlagvolumenindex und der enddiastolische Volumenindex zeigten im Zeitverlauf keine signifikanten Änderungen, wobei jedoch zu beachten ist, dass im mittelfristigen Verlauf nur unzureichend Patienten zur Verfügung standen. Insgesamt weisen die Ergebnisse gemeinsam mit anderen Studien auf eine potentielle zeitliche Limitation der Fontanzirkulation durch zunehmenden „Verschleiss" des Univentrikels hin (100,104–106).

Die progrediente Abnahme der systolischen Ventrikelfunktion resultiert aus dem Zusammenwirken verschiedener Einflussfaktoren. Sie beinhalten u.a. die strukturellen Anomalien der univentrikulären Herzfehler (hier insbesondere linksventrikuläre Hypoplasien), eine präoperative Volumenüberlastung und Hypoxie, perioperative Verletzungen des Ventrikelmyokards sowie die unphysiologischen Arbeitsbedingungen innerhalb der Fontanzirkulation mit chronisch eingeschränkter Vorlast und angehobener Nachlast (27,90). Rathod et al. berichteten außerdem von einer bei Fontanpatienten spät postoperativ gehäuft auftretenden Myokardfibrose mit negativem Effekt auf die systemventrikuläre Funktion (107).

Wodurch ein ventrikuläres Versagen vermieden werden kann, ist bislang noch unklar. Zur Bewahrung einer langfristig stabilen Funktion sind wahrscheinlich eine korrekte präoperative Patientenselektion, eine rechtzeitig durchgeführte Kreislauftrennung und die Anwendung schonender, hämodynamisch günstiger chirurgischer Methoden wie der extrakardialen Fontanoperation von Bedeutung (24,27,100,108,109). Im postoperativen Verlauf sollten sich regelmäßige klinische und apparative Untersuchungen zum rechtzeitigen therapeutischen Eingreifen bei ersten Anzeichen einer ventrikulären Insuffizienz anschließen. Eine Abnahme der Belastbarkeit innerhalb der spiroergometrischen Kontrollen kann hier auf eine Dysfunktion des Systemventrikels hinweisen (110). Echokardiographische Untersuchungen sind durch ihre einfache Durchführbarkeit gut zur Verlaufskontrolle geeignet, besitzen jedoch u.a. durch die anatomischen Besonderheiten der kardialen Fehlbildungen diagnostische Limitationen. Das MRT bildet den Goldstandard zur Beurteilung der univentrikulären Funktion. Durch seinen non-invasiven Charakter, die hohe Empfindlichkeit und die Möglichkeit zu Belastungsuntersuchungen besitzt es klare Vorteile in der Langzeitüberwachung der Patientengruppe und sollte daher früh als diagnostische Erweiterung eingesetzt werden (111).

Innerhalb des hier betrachteten Patientenkollektivs wurden bei einem Großteil konservative Maßnahmen zur Unterstützung der ventrikulären Funktion vorgenommen, einer von zwei Patienten mit schwerer kardialer Dekompensation konnte erfolgreich einer Herztransplantation zugeführt werden. Die Therapieoptionen bei ventrikulärer Insuffizienz beinhalten bislang nur die Standardmaßnahmen bei biventrikulärer Herzinsuffizienz, die bei dem besonderen myokardialen Aufbau des Univentrikels und den hämodynamischen Besonderheiten der Fontanzirkulation nur eingeschränkt wirksam sind. Bei irreversiblem ventrikulärem Versagen besteht die Ultima Ratio in der Herztransplantation, die jedoch durch die komplexen anatomischen und hämodynamischen Verhältnissen und den erhöhten pulmonalarteriellen Widerstand jedoch nicht ohne Risiken bleibt (90). Die Ergebnisse der aktuellen Literatur zeigen sich hier mit 5-Jahres-Überlebensraten von bis zu 82% bislang optimistisch (112), langfristigere Entwicklungen bleiben abzuwarten.

Fontanfluss

Die MRT Untersuchungen zeigten einen insgesamt insuffizienten und im postoperativen Langzeitverlauf signifikant abnehmenden gesamtvenösen passiven Rückstrom vCI. Die letzten Untersuchungen ergaben innerhalb einer medianen Nachbeobachtungszeit von 14 Jahren einen medianen vCI von 2,4 l/min/kg. Die untere Hohlvene besaß mit 60% einen größeren Anteil am Rückflussvolumen, was insgesamt auf balancierte hämodynamische Verhältnisse hinweist (34). Andere magnetresonanztomographische Studien wie durch Whitehead et al. und Pedersen et al. zeigten spät postoperativ vergleichbare Werte für Flussvolumen und Flussverteilung, eine zeitliche Entwicklung wurde nicht untersucht (113,114).

Der insuffiziente gesamtvenöse Rückstrom bei Fontanpatienten liegt in erster Linie in der gegen die Schwerkraft gerichteten, passiven pulmonalen Zirkulation ohne die Treibkraft eines rechten – bzw. subpulmonalen Ventrikels begründet. Seine signifikante Abnahme im Zeitverlauf lässt auf eine progrediente Erhöhung des pulmonalarteriellen Widerstands und eine diastolische Dysfunktion des Systemventrikels schließen (39). Weiterhin kann von einem Verlust von Flussvolumen und -energie durch im Langzeitverlauf häufig gefundene aortopulmonale und veno-venöse Kollateralen ausgegangen werden (115,116).

Durch die progressive Abnahme des gesamtvenösen Rückstroms wird die zeitliche Limitation des unphysiologischen Prinzips verdeutlicht. Zur Bewahrung eines möglichst langfristig stabilen Verlaufs ist hier eine korrekte Patientenselektion bezüglich der pulmonalarteriellen Durchmesser, des pulmonalarteriellen Drucks und der ventrikulären Funktion sowie eine rechtzeitig durchgeführte Kreislauftrennung anzustreben (31,39,117). Die Anwendung der extrakardialen Fontanoperation gewährt eine bessere Flussenergie bei non-turbulentem Blutstrom im Kunststoffkonduit (118,119). Das postoperative Nachbeobachtungsprogramm der Patientengruppe sollte regelmäßige klinische und apparative Untersuchungen mit der Möglichkeit zur rechtzeitigen Diagnose und Therapie hämodynamischer Verschlechterungen beinhalten. Innerhalb der sonographischen Routinekontrollen können dabei z.b. eine Verlangsamung des venösen Rückstroms oder eine Zunahme des retrograden Flusses auf Einschränkungen des pulmonalen Blutstroms hinweisen (38). Eine Abnahme der kardiopulmonalen Belastbarkeit innerhalb der spiroergometrischen Untersuchungen kann erste Anzeichen einer suboptimalen Fontanhämodynamik aufdecken (120). Für eine genaue Flussdiagnostik ist das MRT als non-invasive und empfindliche Methode bei univentrikulärer Anatomie in der Langzeitüberwachung unverzichtbar. Die Indikation sollte hier möglichst frühzeitig gestellt werden, um die betreffenden Patienten zeitnah therapeutischen Maßnahmen unterziehen zu können (39).

Kardiopulmonale Belastbarkeit

Die spiroergometrischen Untersuchungen zeigten eine im Vergleich mit der gesunden gleichaltrigen Bevölkerung verminderte – und im Langzeitverlauf signifikant abnehmende maximale Sauerstoffaufnahmekapazität VO_2max und physische Belastungskapazität Wmax. Die letzten Untersuchungen ergaben innerhalb einer medianen Nachbeobachtungsdauer von 12,9 Jahren eine mediane VO_2max von 20,3 ml/min/kg und eine mediane Wmax von 1,7 W/kg. Diese Ergebnisse bestätigen die Beobachtungen vieler vergleichbarer Studien (97,121–124).

Die eingeschränkte und abnehmende kardiopulmonale Belastbarkeit der univentrikulären Patientengruppe lässt sich anhand verschiedener postoperativer Problemstellungen erklären. Grundlegend ist durch das unphysiologische Prinzip mit passiver pulmonaler Zirkulation eine Anpassung des Herzzeitvolumens an körperliche Belastungssituationen nur sehr eingeschränkt möglich. Seine Steigerung erfolgt im Wesentlichen durch eine Beschleunigung der Herzfrequenz (114), die postoperativ durch tachykarde und bradykarde Rhythmusstörungen sowie Anomalien des autonomen Nervensystems beeinflusst werden kann (120,125). Bereits mehrere Autoren berichteten von einer chronotropen Inkompetenz der Patientengruppe (126), innerhalb dieser Studie wurde sowohl im mittel – als auch im langfristigen postoperativen Verlauf eine unterdurchschnittliche maximale Herzfrequenz beobachtet (127). Ein besonders bei Belastung angehobener pulmonalarterieller Widerstand, eine systolische und/oder diastolische Dysfunktion des Univentrikels, Zwerchfellparesen mit Einschränkung der Atemmechanik und rechts-links-Shunts mit insuffizienter Sauerstoffsättigung können weiterhin zu einer Limitation der körperlichen Belastbarkeit im postoperativen Verlauf beitragen (128,129).

Eine suffiziente kardiopulmonale Belastbarkeit im Verlauf nach Fontanoperation besitzt einerseits große Bedeutung für die Lebensqualität und die soziale Integration der Patienten und ist andererseits mit einer besseren langfristigen Prognose verbunden. Autoren wie Diller, Ohuchi und Fernandez et al. berichteten von einer signifikant höheren Hospitalisierungs- und Mortalitätsrate bei Patienten mit eingeschränkter körperlicher Belastbarkeit, als besonders prädiktiv stellte sich hier die maximale Sauerstoffaufnahmekapazität VO_2max und die maximale Herzfrequenz bei Belastung dar (122,130,131). Für eine möglichst langfristige Erhaltung der körperlichen Belastbarkeit sollte eine rechtzeitig durchgeführte Kreislauftrennung mit Entlastung des Univentrikels und Beseitigung der Zyanose angestrebt werden (120). Einem modifizierten Training im postoperativen Verlauf wurde bereits mehrfach ein positiver Effekt, vor allem auf die Lebensqualität der Patienten, zugesprochen (132,133). Medikamentöse Maßnahmen zur Senkung des pulmonalarteriellen Widerstandes können möglicherweise ebenfalls zu einer Verbesserung der kardiopulmonalen Kapazität beitragen, hier sollten sich in Zukunft durch die noch lückenhafte Datenlage weitere Patientenstudien anschließen (87,134). Zur Ermittlung der kardiopulmonalen Kapazität stellt die Spiroergometrie im postoperativen Langzeitverlauf ein wichtiges diagnostisches Mittel dar. Durch ihren non-invasiven Charakter und die einfache Anwendbarkeit ist sie gut für die Routinediagnostik geeignet, durch die im Rahmen regelmäßiger Untersuchungen erstellten individuellen Leistungskurven ist hierbei eine detaillierte Verlaufsanalyse möglich, und Verschlechterungen können früh registriert und näher diagnostiziert werden.

5.2.2 Späte Mortalität und Morbidität

Mortalität

Die Ergebnisse dieser Arbeit zeigten bei dem analysierten Patientenkollektiv eine sehr akzeptable 20-Jahres-Überlebensrate von 77,7%. Sie unterstreichen damit die bereits im vorangegangenen Teil der Arbeit beobachtete verbesserte langfristige Prognose der univentrikulären Patientengruppe als Erfolg der kontinuierlich optimierten Patientenselektion, chirurgischen Methodik und postoperativen Nachbetreuung.

Trotz dieser positiven Entwicklungen prädisponieren die unphysiologischen hämodynamischen Verhältnisse und die komplexen Herzfehler zu schweren, ggf. tödlich verlaufenden Spätkomplikationen. Die häufigsten innerhalb dieser – und vergleichbarer Langzeitstudien beobachteten Todesursachen beinhalten hier einen plötzlichen Herztod durch maligne tachykarde Herzrhythmusstörungen, ein ventrikuläres und hämodynamisches Versagen sowie ein perioperatives Versterben im Rahmen von Reoperationen (61,75). Ein strukturiertes, engmaschiges Nachbeobachtungsprogramm mittels klinischer und apparativer Untersuchungen kann hier zu einer frühzeitigen Diagnosestellung und Behandlung – und somit zu einer Minimierung der Mortalität beitragen. Bei bereits eingetretenem Versagen der Fontanzirkulation sind die therapeutischen Optionen begrenzt. Patienten mit schwerer Insuffizienz des Systemventrikels sollten rechtzeitig für eine Transplantation gelistet werden, bei vorwiegend hämodynamischer Dekompensation ist der Erfolg einer kardialen Transplantation bislang umstritten (135). Verschiedene Arbeitsgruppen berichten von der Möglichkeit intravasaler Pumpsysteme zur Steigerung des venösen Rückflusses, es fehlen jedoch ausreichend Studien, die deren sichere Anwendung bestätigen (136,137).

Herzrhythmusstörungen

Mit Inzidenzen von bis zu 50% gehören Herzrhythmusstörungen zu den relevantesten Komplikationen im Verlauf nach Fontanoperation (138). Innerhalb dieser Studie wurden sie als häufigste Spätmorbidität bei 27,3% der Patientengruppe registriert. Tachykarde Rhythmusstörungen traten weitaus häufiger - und meist in Form supraventrikulärer Arrhythmien auf. Sie nehmen ihren Ursprung in chirurgisch zugeführten Narben und dem postoperativ dilatierten, volumenbelasteten Vorhofmyokard und waren daher in dieser und anderen Studien (47,73) insbesondere bei den älteren Modifikationen (APC und LTFO) der Fontanoperation zu finden. Bradykarde Rhythmusstörungen entstehen durch Verletzungen des Reizleitungssystems entweder im Rahmen von Voroperationen, direkt in Folge der kreislauftrennenden Eingriffe oder bei Reoperationen und waren daher nicht unmittelbar auf die Modifikation der Fontanoperation zurückzuführen.

Herzrhythmusstörungen sind im Verlauf nach Fontanoperation von einer wesentlichen prognostischen Bedeutung. Insbesondere Tachykardien sind eng mit Komorbiditäten wie thromboembolischen Ereignissen und hämodynamischen Dekompensationen verbunden, führen zu einer herabgesetzten kardiopulmonalen Kapazität und ggf. zum Tod (130). In dieser Studie waren zwei von insgesamt fünf späten Todesfällen auf maligne Tachykardien zurückzuführen, in der aktuellen Literatur gehören sie zu den häufigsten Todesursachen nach Fontanoperation (75). Ihre Therapie ist schwierig, da sie meist in Folge einer bereits verschlechterten hämodynamischen Situation entstehen und konventionelle medikamentöse Strategien durch die univentrikuläre Kreislaufphysiologie nur eingeschränkt wirksam sind. Eine wichtige Rolle spielen Elektrokonversionen, Katheterablationen und bei Versagen dieser Therapiestrategien eine Konversion in die extrakardiale Modifikation der Fontanoperation, wodurch es zu einer bedeutsamen Hospitalisierungsrate kommt (139). Bei allen betroffenen Patienten dieser Studie wurde eine permanente medikamentöse Therapie durchgeführt, knapp die Hälfte unterzog sich erweiterten Maßnahmen. Bradykarde Rhythmusstörungen werden meist durch eine permanente Schrittmacherimplantation behandelt, bei 87,5% der betroffenen Patienten dieser Studie wurde bislang die Indikation gestellt.

Durch die Einführung der extrakardialen Fontanoperation ist in Zukunft von einem Rückgang besonders der tachykarden Rhythmusstörungen auszugehen. Trotzdem kann sowohl hier als auch im Rahmen prä – und postoperartiver Eingriffe eine ventrikuläre Manipulation nicht gänzlich vermieden werden. Im Rahmen des postoperativen Monitorings ist daher eine rechtzeitige Diagnose und Therapie anzustreben, um die direkten – und die Folgekomplikationen so gering wie möglich zu halten.

Thromboembolische Ereignisse

Bei Fontanpatienten bestehen u.a. auf Grund des chronisch verlangsamten venösen Flusses, tachykarden Herzrhythmusstörungen und einer eingeschränkten Lebersynthesefunktion mit Anomalien im Gerinnungssystem verschiedene prädisponierende Faktoren für thromboembolische Ereignisse im postoperativen Langzeitverlauf (27,140). Durch ihre teils schweren klinischen Folgen besitzen diese eine wesentliche prognostische Bedeutung. Chronische Mikrothromben des pulmonalen Gefäßbetts können hier zu einem gesteigerten pulmonalarteriellen Widerstand, – Makrothromben zu schweren Lungenarterienembolien mit ggf. tödlichem Ausgang führen. Bei Patienten mit Fenestration des Fontankonduits besteht die Möglichkeit zu paradoxen zentralen Embolien (141). Die Häufigkeit thromboembolischer Ereignisse wird in der Literatur mit bis zu 25% angegeben (37), innerhalb dieser Studie kam es nur bei 3,9% der adoleszenten und erwachsenen Patienten zu Thromboembolien im postoperativen Langzeitverlauf. Es ergaben sich keine Unterschiede zwischen den Modifikationen der Fontanoperation, die älteren Modifikationen sind hier durch atriale Dilatation und hämodynamische Schwierigkeiten, die extrakardiale Modifikation durch den Einsatz von prosthetischem Material mit Risikofaktoren behaftet (142).

Dieses gute Ergebnis ist wahrscheinlich auf die bei dem größten Teil der Patientengruppe durchgeführte permanente Thromboseprophylaxe zurückzuführen. Im Deutschen Herzzentrum wird hier bei allen Patienten im Erwachsenenalter – und Patienten mit Risikofaktoren wie z.B. tachykarden Herzrhythmusstörungen oder Fenestrationen des Fontankonduits – eine dauerhafte antikoagulative Therapie durchgeführt. Insgesamt besteht durch den Mangel großer prospektiver Studien sowohl über die Wahl der Präparate – als auch über die Dauer einer antikoagulativen Therapie bei Patienten nach Fontanoperation noch kein definitiver Konsens, und die chirurgischen Zentren unterscheiden individuell über das Therapieregime (143–145). In Zukunft ist durch die zunehmende Erfahrung im Langzeitverlauf der Patientengruppe und die Einführung risikoärmerer neuerer Medikamente von einer größeren Übereinstimmung auszugehen, basierend auf den hier ermittelten Resultaten ist an der generellen Empfehlung einer dauerhaften Antikoagulation zur Minimierung der Thromboserate im Langzeitverlauf festzuhalten.

Failing Fontan

Bislang existiert keine festgelegte Definition eines „Failing Fontan", vielmehr wird der Term als Überbegriff für das Auftreten eines relevanten Funktionsverlusts des univentrikulären Kreislaufs im Verlauf nach der Fontanoperation genutzt. Innerhalb dieser Studie wurden Patienten mit Versagen des Systemventrikels oder Versagen der Fontanhämodynamik mit klinischer Ausprägung eines Eiweißverlustsyndroms als „Failing Fontan" Patienten bezeichnet. In der Literatur werden verschiedene weitere Komplikationen wie Arrhythmien, Reoperationen (meist „Take down" des Fontankreislaufs oder Herztransplantation) und auch später Mortalität unter der Bezeichnung zusammengefasst (32,52,135,146).

In dieser Arbeit betrug die 20-Jahres-Freiheit von einem „Failing Fontan" 67,1%. Die Vergleichbarkeit mit anderen Studien ist durch die unterschiedlichen Definitionen eingeschränkt. D'Udekem et al. gaben im postoperativen Langzeitverlauf von über 1000 Fontanpatienten eine 20-Jahres-Freiheit von einem „Failing Fontan" von 70% an (61). In einer Studie von Giannico et al. wurde eine 15-Jahres-Freiheit von 85% beschrieben (53). Gentles et al. berichteten über eine späte „Failing Fontan" Rate von 1,5 per 100 Patientenjahre (25).

Ein irreversibles Versagen des Systemventrikels, seine Ursachen und Therapiemöglichkeiten wurden bereits in den vorangehenden Abschnitten diskutiert und sollen an dieser Stelle nicht weiter ausgeführt werden. Bei einem Eiweißverlustsyndrom als in dieser Studie mit 75% (6/8 Patienten) häufigster klinischer Manifestation eines „Failing Fontan" handelt es sich um einen Verlust von Serumproteinen über den Gastroentestinaltrakt mit dem Auftreten chronischer Ödeme, Aszites und Diarrhö. Die pathophysiologischen Mechanismen sind bislang noch nicht hinreichend geklärt. Man geht davon aus, dass eine hämodynamische Dysbalance mit erhöhten zentralvenösen Druckverhältnissen und Beeinträchtigung der intestinalen Lymphdrainage eine wesentliche Rolle spielt (147). Mehrere Studien zeigten einen Zusammenhang mit relevanten Pulmonalarterien – und Konduitstenosen (45,148), die auch in dieser Studie bei 66,7% der betroffenen Patienten identifiziert wurden. Weitere Erklärungsansätze beinhalten einen bei Fontanpatienten durch das herabgesetzte Herzzeitvolumen erhöhten Widerstand in den Mesenterialgefäßen sowie inflammatorische Komponenten (149,150)

Präventive Maßnahmen zur Verhinderung eines Eiweißverlustsyndroms sind bislang noch nicht ausreichend untersucht. Die Behandlung besteht vor allem in einer medikamentösen, invasiven und ggf. chirurgischen Optimierung der hämodynamischen Situation (148). Bei allen betroffenen Patienten dieser Studie wurde eine diuretische Therapie durchgeführt, bei Patienten mit Pulmonalarterien – oder Konduitstenosen wurden diese katheterinvasiv behoben. Bei 50% der betroffenen Patienten konnte hierdurch eine komplette Remission der Symptome erreicht werden. Die Datenlage zu spezifischen therapeutischen Maßnahmen ist bislang noch unklar, hier sollten sich zukünftig weitere Studien zur Behandlungsverbesserung anschließen (148,151). Der Erfolg einer Herztransplantation als letzte Maßnahme bei Ausschöpfung der invasiven und medikamentösen Optionen ist bei Patienten mit vorwiegend hämodynamischer Dekompensation im Vergleich zu ventrikulärem Versagen umstritten, da mögliche Langzeitfolgen wie Malnutrition, Immunsuppression und ein erhöhter pulmonalarterieller Widerstand Risikofaktoren für einen suboptimalen postoperativen Verlauf darstellen (135,152)

5.2.3 Therapiestrategien

Reoperationen und Reinterventionen

Im Langzeitverlauf nach Fontanoperation können verschiedenste Indikationen zu reoperativen – oder reinvasiven Eingriffen bestehen. Unterschieden werden können hier Rest – bzw. Residualbefunde nach Fontanoperation (Klappeninsuffizienzen, Pulmonal – bzw. Konduitstenosen), ein Failing des Fontankreislaufs (hämodynamisches – oder ventrikuläres Versagen) sowie rechts-links-Shunts mit Zyanose und links-rechts-Shunts mit pulmonaler Volumenbelastung (153).

Bei der hier betrachteten Patientengruppe wurden als Anzeichen einer insgesamt stabilen anatomischen Situation mit 19,5% nur selten Reoperationen durchgeführt, die häufigsten Maßnahmen im Adoleszenten – und Erwachsenenalter bestanden in konvertierenden Eingriffen zur Verbesserung der hämodynamischen Situation und Behandlung therapieresistenter Herzrhythmusstörungen. Reinvasive Eingriffe wurden mit 46,8% bei knapp der Hälfte der Patienten durchgeführt und beinhalteten insgesamt am häufigsten die Beseitigung veno-venöser oder arteriovenöser Kollateralen. Weiterhin wurden u.a. Beseitigungen von Pulmonalarterien- und Konduitstenosen sowie der Verschluss intraoperativ angelegter Fenestrationen vorgenommen.

Diese Beobachtungen zeigen deutlich den Bedarf einer aktiven Überwachung und Therapie auch nach erfolgreich durchgeführter Fontanoperation. Dank des engmaschigen Nachbeobachtungsprogramms mit rechtzeitiger Indikation zu reinvasiven Eingriffen konnte bei der hier betrachteten Patientengruppe ein langfristig stabiler hämodynamischer und azyanotischer Verlauf gewährleistet werden.

Medikation

Bei Fontanpatienten bestehen auf Grund der möglichen Komplikationen wie systemventrikulärer Insuffizienz, Herzrhythmusstörungen, Thromboembolien, Eiweißverlust und erhöhtem pulmonalarteriellem Widerstand verschiedene Ansatzpunkte für die Durchführung einer dauerhaften konservativen Therapie. Bei den meisten der hier betrachteten adulten und adoleszenten univentrikulären Patienten bestand dementsprechend im postoperativen Langzeitverlauf eine permanente Medikation, was mit den Ergebnissen anderer Langzeitstudien einhergeht (24,31,37).

Das Fehlen angepasster medikamentöser Therapiestrategien für das univentrikuläre Patientenkollektiv stellt nach wie vor eine der größten Herausforderungen im postoperativen Verlauf dar. Die univentrikuläre Anatomie und die besonderen Kreislaufverhältnisse innerhalb der Fontanzirkulation limitieren die Anwendbarkeit der konventionellen Behandlungsmaßnahmen, bislang fehlen große prospektive Studien, und die kardiologischen Zentren entscheiden individuell über das postoperative Behandlungsregime (99,143,154). Bei Versagen des Systemventrikels sind die ESC Guidelines zur Behandlung einer biventrikulären Insuffizienz nur unzureichend anwendbar. Ohuchi et al. berichteten 2001 über den mangelnden Effekt von ACE-Hemmern bei Fontanpatienten (155), die Datenlage zur erfolgreichen Anwendung von Betablockern ist bislang noch sehr dünn (156). Diller et al. und Khairy et al. beschrieben einen signifikanten Zusammenhang zwischen einer diuretischen Therapie und einer schlechten Prognose (75,130). Bei erhöhtem pulmonalarteriellem Widerstand existieren vereinzelte Studien zur erfolgreichen Anwendung von Sildenafil und Bosentan (86,157), ein dauerhafter Effekt bei univentrikulärer Physiologie ist bislang noch nicht hinreichend belegt.

In Zukunft ist durch ein besseres Verständnis der Hämodynamik der Patienten auf die Entwicklung eines optimierten Therapieregimes zu hoffen, Patienten mit einer bedeutsamen Anzahl an Medikamenten sollte im spätpostoperativen Verlauf eine größere Aufmerksamkeit zukommen.

6 Limitationen der Studie

Die internationalen Entwicklungen innerhalb des univentrikulären Patientenkollektivs wurden anhand einer Übersicht der bislang veröffentlichten Literatur untersucht. Durch die begrenzte Anzahl der miteinbezogenen Studien und deren sehr unterschiedliche Protokolle konnten hier nur die Trends demonstriert werden.

Für die Untersuchung des Langzeitverlaufs der adoleszenten und adulten Patienten wurden die Ergebnisse der postoperativen Routineuntersuchungen retrospektiv ausgewertet. Durch die aus epidemiologischer Sicht relativ geringe Patientenanzahl war die statistische Auswertbarkeit nur eingeschränkt möglich und es konnten mehrheitlich nur Tendenzen aufgezeigt werden.

7 Zusammenfassung und Fazit

Die 1971 eingeführte Fontanoperation stellt bislang die einzige Palliationsmöglichkeit für kongenitale Herzfehler aus dem univentrikulären Formenkreis dar. Seit ihrer Entwicklung erreichen immer mehr Patienten das Adoleszenten- und Erwachsenenalter und stellen bedingt durch ihre besonderen Kreislaufverhältnisse und komplexen anatomischen Eigenschaften die betreuenden Kardiologen und Chirurgen vor immer neue Herausforderungen. Ein besseres Verständnis ihrer Hämodynamik und Kreislaufphysiologie sowie ihrer Morbidität und Mortalität im spätpostoperativen Verlauf ist zur Entwicklung angepasster Nachbeobachtungs- und Therapiestrategien von größter Bedeutung. Diese Arbeit beinhaltet eine großflächige und systematische Analyse des heranwachsenden Patientenkollektivs, einerseits mittels einer Literaturübersicht über die bisher international veröffentlichten Entwicklungen innerhalb der univentrikulären Patientengruppe und andererseits anhand einer Untersuchung des postoperativen Langzeitverlaufs der heute adoleszenten und adulten Patienten aus dem Deutschen Herzzentrum Berlin.

Die Ergebnisse der Literaturübersicht zeigten eine breite internationale Anwendung der Fontanoperation innerhalb der westlichen Welt und der asiatischen Länder und ein mit insgesamt über 7000 Patienten großes univentrikuläres Patientenkollektiv. Bei zunehmend strenger präoperativer Selektion und Ablösung der älteren chirurgischen Varianten durch die hämodynamisch günstigere extrakardiale Fontanmodifikation ergab sich eine abnehmende frühe und späte Mortalität mit 10-Jahres-Überlebensraten von bis zu 95%. Die Langzeitergebnisse der adoleszenten und adulten Patientengruppe aus dem Deutschen Herzzentrum Berlin ergaben stabile hämodynamische und azyanotische Verhältnisse, zeigten jedoch ebenfalls eine progrediente Abnahme der systolischen systemventrikulären Funktion und des gesamtvenösen passiven Rückstroms sowie der kardiopulmonalen Kapazität. Die häufigste Spätkomplikation bestand mit 27,3% in Herzrhythmusstörungen. Thromboembolien und ein „Failing Fontan" wurden mit 3,9% und 10,4% relativ selten registriert. Bei den meisten Patienten bestand im postoperativen Verlauf die Indikation zu einer dauerhaften medikamentösen Therapie, bei knapp der Hälfte wurden reinvasive Maßnahmen zur Verbesserung der hämodynamischen Situation notwendig. Reoperationen wurden nur selten durchgeführt. Die 20-Jahres-Überlebensrate lag bei 77,7%, die spiroergometrische Belastbarkeit anhand der VO_2max betrug in der Langzeitanalyse ca. 47% der herzgesunden Bevölkerung.

Fazit: Die Fontanoperation wird mittlerweile weltweit mit niedrigen frühen – und späten Mortalitätsraten durchgeführt und ermöglicht den meisten Patienten mit univentrikulärer Anatomie einen stabilen postoperativen Langzeitverlauf mit guten hämodynamischen Ergebnissen und niedriger Morbidität. Trotzdem ist das Fontanprinzip u.a. durch eine Abnahme der systemventrikulären Funktion und des gesamtvenösen passiven Rückflusses sowie einen progredient ansteigenden pulmonalen Widerstand langfristig limitiert. Im Rahmen eines standardisierten und engmaschigen Nachbeobachtungsprogramms mittels moderner diagnostischer Maßnahmen kann hier schwerwiegenden Komplikationen vorgebeugt – und die Prognose verbessert werden. Zukünftige Herausforderungen bestehen unter anderem in der Entwicklung von an die univentrikuläre Kreislaufphysiologie angepassten Behandlungsstrategien sowie multizentrischen Beobachtungsstudien mit entsprechend der gesamtwachsenden Gruppe höherer Teilnehmerzahl und einheitlichem Untersuchungsprotokoll.

8 Literaturverzeichnis

1. Peacock TB. On Malformations of the Human Heart: With Original Cases. London: Churchill, John; 1858:10 –102.

2. Anderson RH, Becker AE, Wilkinson JL, Gerlis LM. Morphogenesis of univentricular hearts. Br Heart J. 1976;38:553–72.

3. Van Praagh R, Ongley PA, Swan HJ. Anatomic types of single or common ventricle in man: morphologic and geometric aspects of 60 necropsied cases. Am J Cardiol. 1964;13:367–86.

4. Jacobs ML, Mayer JE. Congenital Heart Surgery Nomenclature and Database Project: single ventricle. Ann Thorac Surg. 2000;69:197–204.

5. Anderson RH, Macartney FJ, Tynan M et al. Univentricular atrioventricular connection: The single ventricle trap unsprung. Pediatr Cardiol. 1983;4:273–80.

6. Ziemer G, Haverich A. Funktionell singulärer Ventrikel und Fontanoperation. In: Herzchirurgie Die Eingriffe am Herzen und an den herznahen Gefäßen. 3rd ed. Heidelberg: Springer Verlag; 2010:349.

7. Kaulitz R, Hofbeck M. Current treatment and prognosis in children with functionally univentricular hearts. Arch Dis Child. 2005;90:757–62.

8. Terada M, Watanabe H, Lino K, Kakizaki M, Takahashi M, Ito H. Adequate pulmonary stenosis allowed long-term survival in a patient with unoperated single ventricle. J Am Coll Cardiol. 2012;59:25.

9. Ammash NM, Warnes CA. Survival into adulthood of patients with unoperated single ventricle. Am J Cardiol. 1996;77:542–4.

10. Restaino G, Dirksen MS, de Roos RA. Long-term survival in a case of unoperated single ventricle. Int J Cardiovasc Imaging. 2004;20:221–5.

11. Moodie DS, Ritter DG, Tajik J, O'Fallon WM. Long-term follow-up in the unoperated univentricular heart. Am J Cardiol. 1984;53:1124–8.

12. Franklin RCG, Spiegelhalter DJ, Anderson RH. Double-Inlet ventricle presenting in infancy. I. Survival without definitive repair. J Thorac Cardiovasc Surg. 1991;101:767.

13. Harvey W. Exsercitatio anatomica de motu cordis et sanguinis in animalibus (1628). The classics of medicine library (Birmingham);1978:29.

14. Lichtheim L. Die Störungen des Lungenkreislaufs und ihr Einfluss auf den Blutdruck. Breslau: Junger; 1876.

15. d'Arsnoval JA. Recherches theoriques et experimentales sur la role de l'elasticite du puomon dans les phenomenes de la circulation. Thesis, Paris, 1877. In: Fishman AP, Richards DW: Circulation of the Blood. New York: Oxford: University Press. 1961:52.

16. Rodbard S, Wagner RD. Bypassing the right ventricle. Proc Soc Exp Biol Med. 1949;71:69.

17. Robicsek F, Watts LT. A prelude to Fontan. Pediatr Cardiol. 2007;28:422–5.

18. Glenn W, Patino J. Circulatory by-pass of the right side of the heart. IV. Shunt between the superior vena cava and distal right pulmonary artery: report of a clinical application. N Engl J Med. 1958;259:117.

19. Fontan F, Baudet E. Surgical repair of tricuspid atresia. Thorax. 1971;26:240–8.

20. De Laval MR, Kilner P, Gewillig M, Bull C. Total cavopulmonary connection: a logical alternative to atriopulmonary connection for complex Fontan operations. Experimental studies and early clinical experiance. J Thorac Cardiovasc Surg. 1988;96:682.

21. Marcelletti C, Corno A, Giannico S, Marino B. Inferior vena cava - pulmonary artery extracardiac conduit. A new form of right heart bypass. J Thorac Cardiovasc Surg. 1990;100:228–32.

22. Kogon B. Is the extracardiac conduit the preferred fontan approach for patients with univentricular hearts?: The extracardiac conduit is not the preferred fontan approach for patients with univentricular hearts. Circulation. 2012;126:2516–25.

23. Choussat A, Fontan F, Besse P, Vallot F, Chauve A, Bricaud H. Selection criteria for Fontan's procedure. In: Anderson RH, Shinebourne EA. Paediatric cardiology 1977. Churchill Livingstone, Edinburgh; 1978:559–566.

24. Hosein RBM, Clarke AJB, McGuirk SP et al. Factors influencing early and late outcome following the Fontan procedure in the current era. The "Two Commandments"? Eur J Cardiothorac Surg. 2007;31:344–52.

25. Gentles TL, Mayer JE, Gauvreau K et al. Fontan operation in five hundred consecutive patients: factors influencing early and late outcome. J Thorac Cardiovasc Surg. 1997;114:376–91.

26. Knott-Craig CJ, Julsrud PR, Schaff HV, Puga FJ, Danielson GK. Pulmonary artery size and clinical outcome after the modified Fontan operation. Ann Thorac Surg. 1993;55:646–51.

27. Gewillig M. The Fontan circulation. Heart. 2005;91:839–46.

28. Bergersen L. Device Closure of Fontan Fenestrations. In: Bergersen L, Förster S, Marshall AC, Meadows J. Congenital Heart Disease: The Catheterization Manual. Springer Science and Business Media; 2009:111-114.

29. Pearl JM, Laks H, Barthell S, Drinkwater DC, Capouya ER, Chang PA. Spontaneous closure of fenestrations in an interatrial Gore-Tex patch: application to the Fontan procedure. Ann Thorac Surg. 1994;57:611–4.

30. Gewillig M, Brown SC, Eyskens B et al. The Fontan circulation: who controls the cardiac output? Interact Cardiovasc Thorac Surg. 2010;10:428–33.

31. Ohuchi H, Ono S, Tanabe Y et al. Long-Term Serial Aerobic Exercise Capacity and Hemodynamic Properties in Clinically and Hemodynamically Good, "Excellent", Fontan Survivors. Circ J. 2012;76:195–203.

32. Hebson CL, McCabe NM, Elder RW et al. Hemodynamic phenotype of the failing Fontan in an adult population. Am J Cardiol; 2013;112:1943–7.

33. Fontan F, Kirklin JW, Fernandez G et al. Outcome after a "perfect" Fontan operation. Circulation. 1990;81:1520–36.

34. Rychik J. Forty Years of The Fontan Operation: A Failed Strategy. Pediatr Card Surg Annu. 2010;13:96–100.

35. Gentles TL, Gauvreau K, Mayer JE et al. Functional outcome after the Fontan operation: factors influencing late morbidity. J Thorac Cardiovasc Surg. 1997;114:392–403.

36. Ohuchi H, Yasuda K, Hasegawa S et al. Influence of ventricular morphology on aerobic exercise capacity in patients after the Fontan operation. J Am Coll Cardiol. 2001;37:1967–74.

37. Van den Bosch AE, Roos-Hesselink JW, Van Domburg R et al. Long-term outcome and quality of life in adult patients after the Fontan operation. Am J Cardiol. 2004;93:1141–5.

38. Hager A, Ovroutski S, Cesnjevar. Leitlinie Pädiatrische Kardiologie: Univentrikuläres Herz. Deutsche Gesellschaft für Kardiologie. Available from: http://www.kinderkardiologie.org

39. Ovroutski S, Nordmeyer S, Miera O et al. Caval flow reflects Fontan hemodynamics: quantification by magnetic resonance imaging. Clin Res Cardiol. 2011;101:133–8.

40. Wonisch M, Fruhwald FM, Hofmann P et al. Spiroergometrie in der Kardiologie - Klinische Anwendungsmöglichkeiten. Austrian J Cardiol. 2003;10:440–6.

41. Salazar JD, Zafar F, Siddiqui K et al. Fenestration during Fontan palliation: now the exception instead of the rule. J Thorac Cardiovasc Surg. 2010;140:129–36.

42. Ocello S, Salviato N, Marcelletti CF. Results of 100 consecutive extracardiac conduit Fontan operations. Pediatr Cardiol. 2007;28:433–7.

43. Kim SJ, Kim WH, Lim HG, Lee JY. Outcome of 200 patients after an extracardiac Fontan procedure. J Thorac Cardiovasc Surg. 2008;136:108–16.

44. Ovroutski S, Sohn C, Barikbin P et al. Analysis of the risk factors for early failure after extracardiac Fontan operation. Ann Thorac Surg. 2013;95:1409–16.

45. Hasaniya NW, Razzouk AJ, Mulla NF, Larsen RL, Bailey LL. In situ pericardial extracardiac lateral tunnel Fontan operation: fifteen-year experience. J Thorac Cardiovasc Surg. 2010;140:1076–83.

46. Schreiber C, Kostolny M, Weipert J et al. What was the impact of the introduction of extracardiac completion for a single center performing total cavopulmonary connections? Cardiol Young. 2004;14:140–7.

47. Azakie A, McCrindle BW, Van Arsdell G et al. Extracardiac conduit versus lateral tunnel cavopulmonary connections at a single institution: impact on outcomes. J Thorac Cardiovasc Surg. 2001;122:1219–28.

48. Brown JW, Ruzmetov M, Deschner BW, Rodefeld MD, Turrentine MW. Lateral tunnel Fontan in the current era: is it still a good option? Ann Thorac Surg. 2010;89:556–62.

49. Hirsch JC, Goldberg C, Bove EL et al. Fontan operation in the current era: a 15-year single institution experience. Ann Surg. 2008;248:402–10.

50. Petrossian E, Reddy VM, Collins KK et al. The extracardiac conduit Fontan operation using minimal approach extracorporeal circulation: early and midterm outcomes. J Thorac Cardiovasc Surg. 2006;132:1054–63.

51. Alphonso N, Baghai M, Sundar P, Tulloh R, Austin C, Anderson D. Intermediate-term outcome following the fontan operation: a survival, functional and risk-factor analysis. Eur J Cardiothorac Surg. 2005;28:529–35.

52. Robbers-Visser D, Miedema M, Nijveld A et al. Results of staged total cavopulmonary connection for functionally univentricular hearts; comparison of intra-atrial lateral tunnel and extracardiac conduit. Eur J Cardiothorac Surg. 2010;37:934–41.

53. Giannico S, Hammad F, Amodeo A et al. Clinical outcome of 193 extracardiac Fontan patients: the first 15 years. J Am Coll Cardiol. 2006;47:2065–73.

54. Cetta F, Feldt RH, O'Leary PW et al. Improved early morbidity and mortality after Fontan operation: the Mayo Clinic experience, 1987 to 1992. J Am Coll Cardiol. 1996;28:480–6.

55. Ono M, Boethig D, Goerler H, Lange M, Westhoff-Bleck M, Breymann T. Clinical outcome of patients 20 years after Fontan operation-effect of fenestration on late morbidity. Eur J Cardiothorac Surg. 2006;30:923–9.

56.	Podzolkov VP, Zaets SB, Chiaureli MR, Alekyan BG, Zotova LM, Chernikh IG. Comparative assessment of Fontan operation in modifications of atriopulmonary and total cavopulmonary anastomoses. European Journal of Cardio-thoracic Surgery. 1997;11:458–65.

57.	Idorn L, Juul K, Jensen S et al. Arrhythmia and exercise intolerance in Fontan patients: current status and future burden. Int J Cardiol. 2013;168:1458–65.

58.	Cheung YF, Chay GW, Chiu CSW, Cheng LC. Long-term anticoagulation therapy and thromboembolic complications after the Fontan procedure. Int J Cardiol. 2005;102:509–13.

59.	Cazzaniga M, Pineda LF, Villagrá F et al. Single-Stage Fontan Procedure: Early and Late Outcome in 124 Patients. Rev Esp Cardiol. 2002;55:391–412.

60.	Naito Y, Hiramatsu T, Kurosawa H et al. Long-Term Results of Modified Fontan Operation for Single-Ventricle Patients Associated With Atrioventricular Valve Regurgitation. Ann Thorac Surg. 2013;96:211–8.

61.	d'Udekem Y, Iyengar J, Galati JC et al. Redefining Expectations of Long-Term Survival After the Fontan Procedure: Twenty-Five Years of Follow-Up From the Entire Population of Australia and New Zealand. Circulation. 2014;130:32–8.

62.	Julsrud PR, Weigel TJ, Van Son J et al. Influence of ventricular morphology on outcome after the Fontan procedure. Am J Cardiol. 2000;86:319–23.

63.	D'Udekem Y, Winlaw D, Wheaton G et al. Fontan Registry. 2008. Available from: www.fontanregistry.com.

64.	Chin AJ, Whitehead KK, Watrous RL. Insights after 40 years of the fontan operation. World J Pediatr Congenit Heart Surg. 2010;1:328–43.

65.	Beghetti M. Fontan and the pulmonary circulation: a potential role for new pulmonary hypertension therapies. Heart. 2010;96:911–6.

66.	Gersony WM. Fontan operation after 3 decades: what we have learned. Circulation. 2008;117:13–5.

67.	Yoshimura N, Yamaguchi M, Oshima Y et al. Risk factors influencing early and late mortality after total cavopulmonary connection. Eur J Cardiothorac Surg. 2001;20:598–602.

68.	Gaynor JW, Bridges ND, Cohen MI et al. Predictors of outcome after the Fontan operation: Is hypoplastic left heart syndrome still a risk factor? J Thorac Cardiovasc Surg. 2002;123:237–45.

69.	Mahle WT, Spray TL, Wernovsky G, Gaynor, JW, Clark, BJ. 3rd. Survival after reconstructive surgery for hypoplastic left heart syndrome: a 15-year experience from a single institution. Circulation. 2000;102:136–141.

70. Sathanandam S, Polimenakos AC, Blair C, El Zein C, Ilbawi MN. Hypoplastic left heart syndrome: feasibility study for patients undergoing completion fontan at or prior to two years of age. Ann Thorac Surg. 2010;90:821–8.

71. Lardo AC, Webber S, Friehs I, del Nido PJ, Cape EG. Fluid dynamic comparison of intra-atrial and extracardiac total cavopulmonary connections. J Thorac Cardiovasc Surg. 1999;117:697–704.

72. Bossers SSM, Helbing W a, Duppen N et al. Exercise capacity in children after total cavopulmonary connection: Lateral tunnel versus extracardiac conduit technique. J Thorac Cardiovasc Surg. 2014;148:1490–7.

73. Nürnberg JH, Ovroutski S, Alexi-Meskishvili V, Ewert P, Hetzer R, Lange PE. New onset arrhythmias after the extracardiac conduit Fontan operation compared with the intraatrial lateral tunnel procedure: early and midterm results. Ann Thorac Surg. 2004;78:1979–88.

74. Driscoll DJ. Long-term results of the Fontan operation. Pediatr Cardiol. 2007;28:438–42.

75. Khairy P, Fernandes SM, Mayer JE et al. Long-term survival, modes of death, and predictors of mortality in patients with Fontan surgery. Circulation. 2008;117:85–92.

76. Khambadkone S, Li J, de Leval MR, Cullen S, Deanfield JE, Redington N. Basal pulmonary vascular resistance and nitric oxide responsiveness late after Fontan-type operation. Circulation. 2003;107:3204–8.

77. de Leval MR. The Fontan circulation: What have we learned? What to expect? Pediatr Cardiol. 1998;19:316–20.

78. Lévy M, Danel C, Tamisier D, Vouhé P, Leca F. Histomorphometric analysis of pulmonary vessels in single ventricle for better selection of patients for the Fontan operation. J Thorac Cardiovasc Surg. 2002;123:263–70.

79. Watanabe K, Nishikimi T, Takamuro M et al. Possible role of adrenomedullin in the regulation of Fontan circulation: mature form of plasma adrenomedullin is extracted in the lung in patients with Fontan procedure. Regul Pept. 2007;141:129–34.

80. Inai K, Nakanishi T, Nakazawa M. Clinical correlation and prognostic predictive value of neurohumoral factors in patients late after the Fontan operation. Am Hear J. 2005;150:588–94.

81. Ovroutski S. Langzeitergebnisse nach modifizierter Fontan-Operation. Der Kardiologe 2011;5:344–53.

82. Motoki N, Ohuchi H, Miyazaki A, Yamada O. Clinical profiles of adult patients with single ventricular physiology. Circ J. 2009;73:1711–6.

83. Stamm C, Friehs I, Mayer JE et al. Long-term results of the lateral tunnel Fontan operation. J Thorac Cardiovasc Surg. 2001;121:28–41.

84. Ovroutski S, Ewert P, Alexi-Meskishvili V et al. Absence of pulmonary artery growth after fontan operation and its possible impact on late outcome. Ann Thorac Surg. 2009;87:826–31.

85. Rychik J, Rome JJ, Jacobs ML. Late surgical fenestration for complications after the fontan operation. Circulation. 1997;96:33–6.

86. Goldberg DJ, French B, McBride MG et al. Impact of oral sildenafil on exercise performance in children and young adults after the fontan operation: a randomized, double-blind, placebo-controlled, crossover trial. Circulation. 2011;123:1185–93.

87. Hebert A, Mikkelsen UR, Thilen U et al. Bosentan Improves Exercise Capacity in Adolescents and Adults After Fontan Operation: The TEMPO Stud. Circulation 2014;130:2021–30.

88. Buys R, Avila A, Cornelissen V. Exercise training improves physical fitness in patients with pulmonary arterial hypertension: a systematic review and meta-analysis of controlled trials. BMC Pulm Med. 2015;15:40.

89. Marra AM, Egenlauf B, Bossone E, Eichstaedt C, Grünig E, Ehlken N. Principles of Rehabilitation and Reactivation: Pulmonary Hypertension. Respiration. 2015;89:265–73.

90. Cedars A, Joseph S, Ludbrook P. Heart Failure in Adults who had the Fontan Procedure: Natural History, Evaluation, and Management. Curr Treat Options. Cardiovasc Med. 2013 Oct;15:587–601.

91. Rehak T, Gamillscheg A. Die Fontan-Operation als definitive Palliation bei funktionell univentrikulären Herzen. J Cardiol. 2012;19:324–31.

92. Nakano T, Kado H, Tachibana T et al. Excellent midterm outcome of extracardiac conduit total cavopulmonary connection: results of 126 cases. Ann Thorac Surg. 2007;84:1619–25.

93. Nogaki M, Senzaki H, Masutani S et al. Ventricular energetics in Fontan circulation: evaluation with a theoretical model. Pediatr Int. 2000;42:651–7.

94. Senzaki H, Masutani S, Kobayashi J, et al. Ventricular Afterload and Ventricular Work in Fontan Circulation: Comparison With Normal Two-Ventricle Circulation and Single-Ventricle Circulation With Blalock-Taussig Shunts. Circulation. 2002;105:2885–92.

95. Penny DJ, Rigby ML, Redington N. Abnormal patterns of intraventricular flow and diastolic filling after the Fontan operation: evidence for incoordinate ventricular wall motion. Br Heart J.1991;66:375–8.

96. Cheung YF, Penny DJ, Redington N. Serial assessment of left ventricular diastolic function after Fontan procedure. Heart. 2000;83:420–4.

97. Tomkiewicz-pajak L, Podolec P, Drabik L. Single ventricle function and exercise tolerance in adult patients after Fontan operation. 2014;69:155–60.

98. Nakamura Y, Yagihara T, Kagisaki K, Hagino I, Kobayashi J. Ventricular performance in long-term survivors after Fontan operation. Ann Thorac Surg. 2011;91:172–80.

99. Ghanayem NS, Berger S, Tweddell JS. Medical management of the failing Fontan. Pediatr Cardiol. 2007;28:465–71.

100. Eicken A, Fratz S, Gutfried C et al. Hearts late after Fontan operation have normal mass, normal volume, and reduced systolic function: A magnetic resonance imaging study. J Am Coll Cardiol. 2003;42:1061–5.

101. Gewillig M, Kalis N. Pathophysiological Aspects after Cavopulmonary Anastomosis. 2000;48:336–41.

102. Eidem B, O'Leary PW. Chapter 3: Quantitative Methods in Echocardiography-Basic Techniques. In: Eidem B, Cetta F, O'Leary PW. Echocardiography in Pediatric and Adult Congenital Heart Disease. Lippincott Williams & Wilkins; 2012:41–21.

103. Paulus WJ, Tschöpe C, Sanderson JE et al. How to diagnose diastolic heart failure: A consensus statement on the diagnosis of heart failure with normal left ventricular ejection fraction by the Heart Failure and Echocardiography Associations of the European Society of Cardiology. Eur Heart J. 2007;28:2539–50.

104. Robbers-Visser D, Kapusta L, van Osch-Gevers L et al. Clinical outcome 5 to 18 years after the Fontan operation performed on children younger than 5 years. J Thorac Cardiovasc Surg. 2009;138:89–95.

105. Ohuchi H, Yasuda K, Miyazaki A et al. Comparison of prognostic variables in children and adults with Fontan circulation. Int J Cardiol. 2014;173:277–83.

106. Tomkiewicz-Pająk L, Hoffman P, Trojnarska O et al. Long-term follow-up in adult patients after Fontan operations. Polish J Cardio-Thoracic Surg. 2013;4:357–63.

107. Rathod RH, Prakash A, Powell AJ, Geva T. Myocardial Fibrosis Identified by Cardiac Magnetic Resonance Late Gadolinium Enhancement is Associated with Adverse Ventricular Mechanics and Ventricular Tachycardia Late After Fontan Operation Rahul. J Am Coll Cardiol. 2010;55:1721–8.

108. Shiraishi S, Yagihara T, Kagisaki K et al. Impact of age at Fontan completion on postoperative hemodynamics and long-term aerobic exercise capacity in patients with dominant left ventricle. Ann Thorac Surg. 2009;87:555–60.

109. Haggerty CM, Whitehead KK, Bethel J, Fogel M, Yoganathan AP. Relationship of Single Ventricle Filling and Preload to Total Cavopulmonary Connection Hemodynamics. Ann Thorac Surg. 2015;99:911-7.

110. Klimes K, Ovroutski S, Abdul-Khaliq H et al. Exercise capacity reflects ventricular function in patients having the Fontan circulation. Cardiol Young. 2009;19:340-5.

111. Bellenger NG, Burgess MI, Ray SG et al. Comparison of left ventricular ejektion fraction and volumes in heart failure by echocardiography, radionuclide ventriculography and cardiovascular magnetic resonance. Are they interchangeable? Eur Heart J. 2000;21:1387-96.

112. Mitchell MB, Campbell DN, Boucek MM. Heart transplantation for the failing Fontan circulation. Semin Thorac Cardiovasc Surg Pediatr Card Surg Annu. 2004;7:56-64.

113. Whitehead KK, Sundareswaran KS, Parks WJ, Harris MA, Yoganathan AP, Fogel MA. Cardiac Magnetic Resonance Velocity Mapping Study. J Thorac Cardiovasc Surg. 2010;138:96-102.

114. Pedersen EM, Stenbøg E V, Fründ T et al. Flow during exercise in the total cavopulmonary connection measured by magnetic resonance velocity mapping. Heart. 2002;87:554-8.

115. Ascuitto RJ, Ross-Ascuitto NT. Systematic-to-pulmonary collaterals: a source of flow energy loss in Fontan physiology. Pediatr Cardiol. 2004;25:472-81.

116. Lluri G, Levi DS, Aboulhosn J. Systemic to pulmonary venous collaterals in adults with single ventricle physiology after cavopulmonary palliation. Int J Cardiol. 2015;189:159-63.

117. Itatani K, Miyaji K, Nakahata Y, Ohara K. The lower limit of the pulmonary artery index for the extracardiac Fontan circulation. J Thorac Cardiovasc Surg. 2011;142:127-35.

118. Sundareswaran KS, Pekkan K, Dasi LP et al. The total cavopulmonary connection resistance : a significant impact on single ventricle hemodynamics at rest and exercise. Am J Physiol Hear Circ Physiol. 2008;295:2427-35.

119. Haggerty CM, Restrepo M, Tang E et al. Fontan hemodynamics from 100 patient-specific cardiac magnetic resonance studies: a computational fluid dynamics analysis. J Thorac Cardiovasc Surg. 2014;148:1481-9.

120. Ovroutski S, Ewert P, Miera O et al. Long-term cardiopulmonary exercise capacity after modified Fontan operation. Eur J Cardiothorac Surg. 2010;37:204-9.

121. Giardini A, Hager A, Pace Napoleone C, Picchio FM. Natural history of exercise capacity after the Fontan operation: a longitudinal study. Ann Thorac Surg. 2008;85:818-21.

122. Fernandes SM, Alexander ME, Graham D et al. Exercise testing identifies patients at increased risk for morbidity and mortality following Fontan surgery. Congenit Heart Dis. 2011;6:294–303.

123. Paridon SM, Mitchell PD, Colan SD et al. A cross-sectional study of exercise performance during the first 2 decades of life after the Fontan operation. J Am Coll Cardiol. 2008;52:99–107.

124. Harrison D, Liu P, Walters JE et al. Cardiopulmonary function in adult patients late after Fontan repair. J Am Coll Cardiol. 1995;26:1016–21.

125. Ohuchi H, Ohashi H, Takasugi H, Yamada O, Yagihara T, Echigo S. Restrictive ventilatory impairment and arterial oxygenation characterize rest and exercise ventilation in patients after Fontan operation. Pediatr Cardiol. 2004;25:513—21.

126. Diller GP, Dimopoulos K, Okonko D et al. Heart rate response during exercise predicts survival in adults with congenital heart disease. J Am Coll Cardiol. 2006;48:1250–6.

127. Paap D, Takken T. Reference values for cardiopulmonary exercise testing in healthy adults: a systematic review. Expert Rev Cardiovasc Ther. 2014;12:1439–53.

128. Schuuring MJ, Vis JC, van Dijk AP et al. Impact of bosentan on exercise capacity in adults after the Fontan procedure: a randomized controlled trial. Eur J Heart Fail. 2013:15;690–8.

129. La Gerche A, Gewillig M. What Limits Cardiac Performance during Exercise in Normal Subjects and in Healthy Fontan Patients? Int J Pediatr. 2010;2010:791291

130. Diller GP, Giardini A, Dimopoulos K et al. Predictors of morbidity and mortality in contemporary Fontan patients: results from a multicenter study including cardiopulmonary exercise testing in 321 patients. Eur Heart J. 2010;31:3073–83.

131. Ohuchi H, Negishi J, Noritake K et al. Prognostic Value of Exercise Variables in 335 Patients after the Fontan Operation: A 23-year Single-center Experience of Cardiopulmonary Exercise Testing. Congenit Hear Dis. 2015;10:105–16.

132. Brassard P, Bédard E, Jobin J, Rodés-Cabau J, Poirier P. Exercise capacity and impact of exercise training in patients after a Fontan procedure: a review. Can J Cardiol. 2006;22:489–95.

133. Takken T, Hulzebos HJ, Blank C et al. Exercise prescription for patients with a Fontan circulation: current evidence and future directions. Neth Heart J. 2007;15:142–7.

134. Derk G, Houser L, Miner P et al. Efficacy of Endothelin Blockade in Adults with Fontan Physiology. Congenit Heart Dis. 2014;30:1–6.

135. Griffiths ER, Kaza AK, Wyler von Ballmoos MC et al. Evaluating failing Fontans for heart transplantation: predictors of death. Ann Thorac Surg. 2009;88:558–63;

136. Throckmorton AL, Lopez-Isaza S, Moskowitz W. Dual-pump support in the inferior and superior vena cavae of a patient-specific fontan physiology. Artif Organs 2013;37:513–22.

137. Zhu J, Kato H, Fu JJ et al. Cavopulmonary Support with a Microaxial Pump for the Failing Fontan Physiology. ASAIO J. 2015;1:49–54.

138. Huddleston CB. The failing Fontan: options for surgical therapy. Pediatr Cardiol. 2007;28:472–6.

139. Deal BJ, Mavroudis C, Backer CL. Arrhythmia Management in the Fontan Patient. Pediatr Cardiol. 2007;6:448–56.

140. Van Nieuwenhuizen RC, Peters M, Lubbers LJ, Trip MD, Tijssen JG, Mulder BJ. Abnormalities in liver function and coagulation profile following the Fontan procedure. Heart. 1999;82:40–6.

141. Jacobs ML, Pourmoghadam KK. Thromboembolism and the role of anticoagulation in the Fontan patient. Pediatr Cardiol. 2007;28:457–64.

142. Rosenthal DN, Friedman AH, Kleinman CS et al. Thromboembolic complications after Fontan operations. Circulation. 1995;92:287–93.

143. Anderson PA, Breitbart RE, McCrindle BW et al. The Fontan Patient: Inconsistencies in Medication Therapy Across Seven Pediatric Heart Network Centers. Pediatr Cardiol. 2010;31:1219–28.

144. Cheung YF, Chay GW, Chiu CSW, Cheng LC. Long-term anticoagulation therapy and thromboembolic complications after the Fontan procedure. Int J Cardiol. 2005;102:509–13.

145. Ohuchi H, Yasuda K, Miyazaki A et al. Prevalence and predictors of haemostatic complications in 412 Fontan patients: their relation to anticoagulation and haemodynamics. Eur J Cardiothorac Surg. 2014;3:1–9.

146. d'Udekem Y, Iyengar AJ, Cochrane AD et al. The Fontan procedure: contemporary techniques have improved long-term outcomes. Circulation. 2007;116:157–64.

147. Rychik J. Protein-losing enteropathy after Fontan operation. Congenit Heart Dis. 1987;2:288–300.

148. Ohuchi H, Yasuda K, Miyazaki A et al. Haemodynamic characteristics before and after the onset of protein losing enteropathy in patients after the Fontan operation. 2013;43:49–57.

149. Rychik J, Guy-Chang S. Relation of mesenteric vascular resistance after Fontan operation and protein-losing enteropathy. Am J Cardiol. 2002;90:672–4.

150. Ostrow AM, Freeze H, Rychik J. Protein-Losing Enteropathy After Fontan Operation: Investigations Into Possible Pathophysiologic Mechanisms. Ann Thorac Surg. 2006;82:695–700.

151. Feldt RH, Driscoll DJ, Offord KP et al. Protein-losing enteropathy after the Fontan operation. J Thorac Cardiovasc Surg. 1996;112:672–80.

152. Mertens L, Hagler DJ, Sauer U, Somerville J, Gewillig M. Protein-losing enteropathy after the Fontan operation: An international multicenter study. J Thorac Cardiovasc Surg. 1998;115:1063–73.

153. Kaulitz R, Ziemer G, Paul T, Peuster M, Bertram H, Hausdorf G. Fontan-type procedures: residual lesions and late interventions. Ann Thorac Surg. 2002;74:778–85.

154. Deal BJ, Jacobs ML. Management of the failing Fontan circulation. Heart. 2012;98:1098–104.

155. Ohuchi H, Hasegawa S, Yasuda K, Yamada O, Ono Y, Echigo S. Severely impaired cardiac autonomic nervous activity after the Fontan operation. Circulation. 2001;104:1513–8.

156. Ishibashi N, Park IS, Waragai T et al. Effect of carvedilol on heart failure in patients with a functionally univentricular heart. Circ J. 2011;75:1394–9.

157. Hebert A, Jensen AS, Idorn L, Sørensen KE, Søndergaard L. The effect of Bosentan on exercise capacity in Fontan patients; rationale and design for the TEMPO study. BMC Cardiovasc Disord. 2013;13:36.

Printed in the United States
By Bookmasters